让你活到百岁天年的“健康革命”

健康生活方式医学

何俊峰　董继勇　编著

科学出版社

北京

内 容 简 介

《健康生活方式医学》主要介绍了健康标准、慢性病、生活方式医学、“115健康平衡方法”、慢性炎症、氧化应激和肠道菌群失衡等内容。健康的主要威胁是慢性病，慢性病的主要源头是不健康生活方式，不健康生活方式可导致慢性炎症、氧化应激和肠道菌群失衡等，继而引起和加重慢性病。只有健康的生活方式才能更好地预防、控制甚至逆转慢性病。其中，“115健康平衡方法”是健康生活方式医学理论在实践中的具体应用。

本书是面向大众的健康科普读物，适合亚健康人群、慢性病患者阅读。

图书在版编目（CIP）数据

健康生活方式医学 / 何俊峰，董继勇编著. -- 北京 : 科学出版社，2025. 3. -- ISBN 978-7-03-081381-7

Ⅰ. R163-49

中国国家版本馆CIP数据核字第20254Z7R44号

责任编辑：丁慧颖 / 责任校对：张小霞

责任印制：吴兆东 / 封面设计：龙　岩

科学出版社 出版

北京东黄城根北街16号

邮政编码：100717

http://www.sciencep.com

天津市新科印刷有限公司印刷

科学出版社发行　各地新华书店经销

*

2025年3月第　一　版　开本：720×1000　1/16

2025年10月第三次印刷　印张：14 1/4

字数：170 000

定价：60.00元

（如有印装质量问题，我社负责调换）

序　一

1988年第一届以希波克拉底“积极健康”理念为基石的国际营养与健身大会，于希腊奥林匹亚盛大召开。我当时作为遗传营养与健康中心（Center for Genetics Nutrition and Health，CGNH）的主席，组织并主持了此次会议。那时，将“营养”与“健身”携手纳入同一科学盛会尚属别开生面。三十余载已过去，二者的关系早已亲密无间。2004年5月，世界卫生组织（WHO）正式将“营养与健身”理念纳入“全球饮食、身体活动与健康战略”，标志着此概念在国际公共卫生层面得到高度认可。同年，美国生活方式医学会（American College of Lifestyle Medicine）宣告成立，成为首个专注于临床生活方式干预的专业协会。欧洲、大洋洲及亚洲等地，也先后组建了类似的团体，共同推动这一学科的发展。

关于运动对健康的重要性一直是医学关注的一部分，如中国早期的道家思想与医学交融。道家之“道”，尽管最初是一种纯粹的哲学思想，却与医学密切相关；从商朝晚期至五代十国（公元前1121～公元960年），更是中国哲学与医学发展的黄金时期。

至公元前5世纪，希波克拉底学派已将预防疾病视为医学要务。因“预防”一词在希腊语中略带消极含义，希波克拉底及其弟子将“预防疾病”的理念称为“积极健康”。其具体定义如下：

“保持积极健康，需要先了解人的先天体质（今称‘基因’），并明了各种食物天然与加工后的功效。然而，单靠饮食并不足以维持健康，运动亦不可或缺。且必须了解运动将带来的具体影响。唯有将饮食与运动合理结合，并审时度势地顺应季节变迁、风向变化、个体年龄以及居住环境，方能称得上完整的养生之道。如若在饮食或运动中任何一环出现疏漏，身体便会为疾病所侵。”

下面的示意图形象阐述了“积极健康”的关键要素。图中通常以“人的先天体质（基因）”为核心，一端标示“饮食（营养）”（包括天然与加工食品），另一端标示“运动”。此外，还有季节、风向、年龄与环境等因素的动态影响，强调唯有饮食与运动合理匹配、兼顾个体基因与环境需求，方能维持身心平衡，实现“积极健康”。

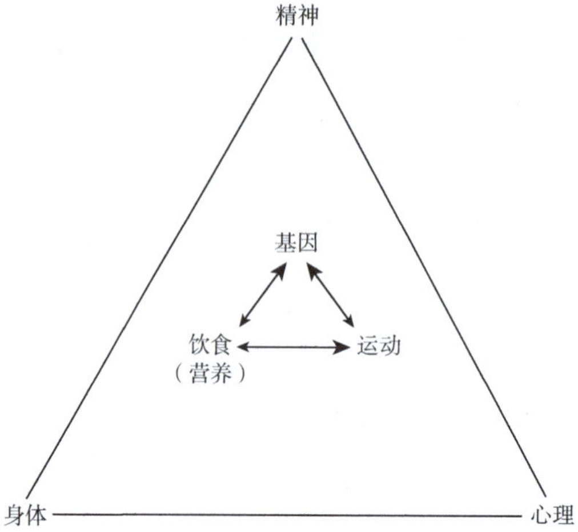

“积极健康”理念在古希腊得以发扬，与中国古代的养生哲学不谋而合。无论是希波克拉底的医学思想还是中国道家思想，皆注重通过饮食与运动来预防疾病、维护健康。

2006 年CGNH 在上海组织了营养与健身大会，我担任会议主席。此时我们认为，随着医学遗传学的兴起，有必要再次强调“生活方式医学”在早期哲学与医学概念中的重要地位，因为对于医生而言，运动正逐渐成为新的治疗手段。当时，查尔斯·蒂普顿（Charles M. Tipton）博士在大会上发表了题为《历史视角下的评述：运动、运动生理学与健康运动处方的渊源》的长篇论述，明确指出自尼罗河及幼发拉底河-底格里斯河流域，到中国、希腊乃至其他诸多文明，早已认识到“运动对于健康与疾病管理至关重要”。让人尤感兴趣的是：古代各文明从狩猎采集转向农业社会的过程中，更多是基于健康考量而发展运动及其生理学，而非单纯追求竞技。

本次会议的论文随后于2007年在《世界营养与饮食评论》（*World Review of Nutrition and Dietetics*）第98卷上发表，并附录了一首礼赞中国与希腊的诗篇：

奥林匹亚·上海颂

奥林匹亚与道家，
同沐哲思共芳华，
内观而自省，
心境登峰自堪嘉。

历久弥新，希华共鸣：
食当节制，身须勤行。
二〇〇六申城会，
积极健康，开启新程。

二〇〇八圣火燃，
科学体育竞波澜，
倡于希腊耀千载，
华夏认同万年传。

——李·平克森（Lee Pinkerson），2007

时至今日，一场深刻的健康革命——生活方式医学——正于世间悄然崛起。它以循证医学为根基，融合营养学、运动生理学、生理与行为科学、人际关系学、睡眠医学及临床医学诸要素，旨在从生活方式（戒烟、限酒、戒毒、疏导压力等）着手，系统性地预防、治疗乃至逆转慢性病，以全面提升人们的健康水平。

在该书前言中，何俊峰医生以自身二十年行医经历、在医院与重症监护室工作的所见所感为起点，直陈对慢性病患者痛苦与早亡的无奈与忧思。他陷入深思：如何改变这种现状，让慢性病得到预防或尽可能推迟？他能为医患关系的改善再做些什么？终于，他经历“豁然开朗”的心路，毅然辞去医院工作，转而全身心投入“生活方式医学”。他领悟到，医生与患者必须共同学习，从营养、饮食、运动、体力活动、睡眠、社会关系以及远离孤独等多方面着手，方能真正达到预防与治疗的效果。毕竟在古希腊思想中，人被视作“社会性动物”，长久孤独对健康极为不利。

为进一步推广健康生活方式医学，何俊峰医生与健康管理专家董继勇先生携手，创立了健康生活方式医学中心，着力培养更多具备相关理念与技能的医师。他们提出，欲使人体功能平稳运行，须注重均衡饮食、适度锻炼、良好的人际与社会关系，以及保持ω-6与ω-3脂肪酸的合理平衡及肠道菌群平衡等。公众教育是他们宣传活动的基石。

在成功帮助众多患者维持健康、预防疾病，并协助慢性病患者减少住院与延长寿命后，他们决定将所有经验与知识系统整理，编撰成书，以惠及医界同仁及广大公众。此举正如他们所推崇的“知识就是力量”。唯有了解人体功能、充分调动个人健康意愿，人们才能更积极地参与自我保健，纵然已患疾病，也能更好地促进康复。从本质上说，该书将古希腊与中国两大文明源远流长的养生智慧融会贯通，既呼应了希波克拉底“积极健康”理念，也承载了道家对身心调和的追求。

该书共15章。在各章中既阐释了健康生活方式医学的核心内涵，也分享了自身在科学研究与实际管理中的宝贵体验，力图为更广范围内的生活方式干预提供范例与思路。书中不乏翔实的专业信息，既能为医护人员所用，也可为广大患者乃至普通读者所借鉴。该书尤其强调：唯有让患者切实理解生活方式干预的原理与益处，才能让他们真正相信并遵循医嘱，以预防或改善慢性病。换言之，对生活方式医学的推广而言，教育与认同尤为关键。作者也详述了如何进一步扩展健康生活方式医学中心，以及筹建、管理此类机构的经验与流程，意在期许更多同行能共同推进这项事业。

我在阅读此书时，对其丰富的历史脉络与现实经验非常感兴趣。该书探讨了政府及各类学术团体、协会、社区组织如何协同配合，以推动大众健康的整体提升。我认为，此书若能在中学、大学以及公共卫生教育等领域获得更多关注，对全球范围内改进人们的健康状态将大有裨益。

阿尔特米斯·P. 西莫普勒斯　医学博士
国际医学界、营养学界欧米伽健康理论奠基人
世界著名脂肪酸科学家
美国白宫人类营养科学研究联合委员会原主席
世界营养、运动与健康委员会原副主席
国际营养科学联合会（IUNS）遗传、营养和慢性病委员会原主席
国际脂肪酸研究学会创始人之一

Foreword

In 1988 the First International Conference on Nutrition and Fitness based on the Hippocratic Concept of Positive Health was held at Ancient Olympia, Greece. The Conference was organized by the Center for Genetics Nutrition and Health (CGNH) and chaired by me as the President of the Center for Genetics Nutrition and Health. At that time the concept of combining "Nutrition" and "Fitness" in a scientific Conference was a "new" one. These two disciplines or fields have moved closer since then and in May 2004, the "Nutrition and Fitness Concept" was incorporated in the World Health Organization (WHO) program under the title "Global Strategy on Diet, Physical Activity and Health". In 2004, The American College of Lifestyle Medicine was established. It was the first professional association dedicated to clinical lifestyle interventions. Similar associations were established in Europe, Australia, and Asia.

The importance of exercise in health has been part of medical management early in Chinese culture and Taoism or "the way" in its original form was "pure philosophy" and closely linked to Medicine. The period (1121BC—960AD) was the Age of Philosophy and the Golden period of Chinese Medicine.

In the Fifth Century BC the Hippocratic physicians practiced disease prevention. The Greek culture overall focused in health maintenance, and because the word "prevention" has negative connotations in Greek, Hippocrates and his followers who focused in maintaining health, referred to the Concept of Disease Prevention as the Concept of Positive Health, which they defined as follows:

> *"Positive health requires a knowledge of man's primary constitution (which today we call genetics) and of the powers of various foods, both those natural to them and those resulting from human skill (today's processed food). But eating alone is not enough for health. There must also be exercise, of which the effects must likewise be known. The combination of these two things makes regimen, when proper attention is given to the season of the year, the changes of the winds, the age of the individual and the situation of his home. If there is any deficiency in food or exercise the body will fall sick."*

The Concept of Positive Health is represented graphically as follows:

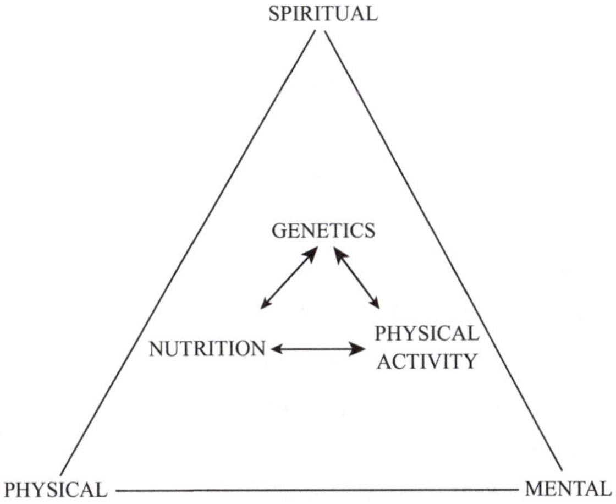

Similar ideas were developed in China. Prevention of disease and health maintenance were important aspects of their philosophy and medicine through diet and exercise represented by Taoism, the equivalent of Hippocratic Medicine.

In 2006 the Center for Genetics Nutrition and Health (CGNH) organized the Conference on Nutrition and Fitness in Shanghai, which I chaired. It was thought timely to emphasize the role of "Lifestyle Medicine" as an important philosophical and medical concept of early medicine, along with the new advances in Medical Genetics because exercise was a new aspect in the armamentarium of physicians at the time. An extensive paper was presented by Dr. Charles M. Tipton on "Historical Perspective Commentary: The Antiquity of Exercise, Exercise Physiology and the Exercise Prescription for Health" . This review clearly shows that the importance of exercise for health and for the management of disease was recognized eons ago by civilizations emerging from the bank of the Nile, Euphates, and Tigris, rivers, China and Greece, and many others. It is indeed fascinating that in the transition from a hunter-gatherer group to an agrarian society in various civilizations, that exercise and its physiology evolved more for health reasons than for enhancing athletic performance. The proceedings of the Conference were published in the *World Review of Nutrition and Dietetics* (WRND) Volume 98 in 2007, along with the poem which is a hymn to both China and Greece:

Olympian Shanghai Ode

Olympians and Taoists
both philosophize,
look inward and discover
higher states of mind.
When ancient days were new,
both cultures had a clue:
control diet and exercise!
In two thousand and six
the first conference was fixed
for fitness and food in Shanghai.
China welcomes Greece and their
Concept of Positive Health,
applauding the relation
to the way the Chinese felt.
In two thousand and eight
the Olympians create
a reason for China to celebrate.
The way Greece plays her part
in sports, science and art
has won deep respect from the Chinese heart.

By: Lee Pinkerson, 2007

Today a profound health revolution Lifestyle Medicine builds upon evidence-based medicine, integrating nutritional sciences, exercise physiology, physiological and behavioral sciences, social relationships, studies on sleep science and clinical medicine. It aims to improve health by comprehensively transforming lifestyles (smoking, alcohol use, drug dependence, stress management), addressing the root causes of chronic diseases, and preventing, treating, even reversing them.

In the preface of the book *Lifestyle Medicine for Lifelong Wellness*, Dr. He Junfeng provides a synopsis of his life as a physician for about 20 years, and his experiences in the hospital and in ICU, and his total frustration being phased with chronically ill patients, their sufferings and early death. He asked himself "how can there be a change where chronic illness can be prevented or delayed and what he could do to improve the relationship between physicians and their patients." He had an "epiphany" which led him to resign from the hospital and focus on "Lifestyle Medicine". He realized that both physicians and patients must be educated in various lifestyle factors to both prevent and treat disease, such as nutrition, diet, exercise, increase physical activity, sleep patterns, human relationships, social factors and avoidance of loneliness. Ancient Greeks referred to humans as "social animals". Therefore, loneliness is detrimental to health. To be able to establish "Lifestyle Medicine", Dr. He Junfeng joined forces with Mr. Dong Jiyong, who is an expert in health management, and established the Dening Health Lifestyle Medicine Center and began educating physicians and people in general on the concepts they defined as essential for Functional and Lifestyle Medicine, as well as introducing new evidence of how through proper diet, exercise, family relationships, and social factors, one can attain normal function through balance of the omega-6 and omega-3 fatty acids, proper composition of microbiota and their effects on brain function and in delaying the aging process. Education of the public is a cornerstone of their Program activities.

Having been successful in maintaining their client's health and preventing disease, as well as treating patients with chronic illnesses, decreasing hospitalizations and prolonging life span, they decided to put all their knowledge by compiling all their information in this book *Lifestyle Medicine for Lifelong Wellness* for the benefit of physicians and the general public. "Knowledge is power" and people must understand how the human body functions, be motivated to keep healthy, and participate actively in keeping healthy and when sick speed up their recovery phase. In essence this book combines ancient knowledge and principles as were developed originally in Greece and China through the concepts of the Hippocratic Concept of Positive Health and the Concept of Taoism. Exercise was an essential part of health.

The book consists of 15 chapters in which the authors present the Concepts of Lifestyle Medicine and most importantly their personal experience in both the science and management in order to expand Lifestyle Management. Detailed information is provided that must be used by physicians and patients. Emphasis is given in how to expand the knowledge of the patients so that a patient can understand doctors' orders, believe in them and follow them in order to heal, recover from disease and prevent the development of serious chronic diseases. Cure or disease prevention is based on understanding and having adequate knowledge to be motivated to follow Lifestyle Regiments. In the book the authors explain the need to expand the number of Lifestyle Medical Centers and how to develop and manage them based on their personal experience.

I have enjoyed reading the book and its historical development. The book provides information on the role of government and various scientific societies, associations, and communities. I think the book should be part of the education of high school students, the general public, health professionals, School of public health to improve the health of people worldwide.

Artemis P. Simopoulos, MD
Pioneer of Omega Health Theory in the international medical and nutritional communities
World-renowned fatty acid scientist
Former Chair of the Joint Commission on Human Nutrition Research, White House, USA
Former Vice Chair of the World Council on Nutrition, Physical Activity, and Health
Former Chair of the Committee on Genetics, Nutrition,
and Chronic Diseases, International Union of Nutritional Sciences (IUNS)
Co-founder of the International Society for the Study of Fatty Acids and Lipids (ISSFAL)

序　二

当今慢性非传染性疾病高发，其主要相关因素是不健康生活方式，如何通过健康生活方式预防疾病，促进康复，做好慢性病防控，提升生命质量，已成为全球医学界与公众共同关注的焦点。何俊峰博士与董继勇先生编著的《健康生活方式医学》一书，正是顺应当今需求。作为深耕心血管疾病防治与康复领域数十载的医生，我深感欣慰，并愿为之作序。

世界卫生组织（WHO）早在20世纪末便提出健康的“四大基石”——合理膳食，适度运动，戒烟限酒，心理平衡。“四大基石”凝聚了全球医学研究的成果与共识。然而，如何将这些原则转化为个体可实操的行动，仍需个体化的、系统的指导与随访。该书用深入浅出的语言，推广普及医学知识，让健康生活方式真正“落地生根”。

结合我多年在心血管疾病及慢性病防控的实践经验，我倡导以“五大处方”为核心的综合干预策略，即药物处方、运动处方、营养处方、双心医学及睡眠处方、戒烟限酒处方。“五大处方”即是对“四大基石”的深化与拓展，即将合理用药与生活方式医学相结合。在生活方式医学上做加法，才有望在药物和手术治疗上做减法。本书的两位作者将这些理念融入具体案例与实操中，坚持公益性和科学性，重视通俗性和实用性。

无论是健康的“四大基石”，还是“五大处方”“六大支柱”“115健康平衡方法”，它们是互补和异曲同工的。

作为健康教育的践行者，我始终强调：医学不应仅停留在医院围墙之内，而应成为全民共享的生活智慧。无论是发起“中国健康知识传播激励计划”，还是通过媒体向大众传播“双心医学”理念，我都致力于打破医学知识传播的壁垒。该书的出版正是这一理念的延续——它不仅是一本科普书，更是一把开启全民健康素养提升的钥匙。

最后，我衷心祝贺这部兼具学术价值与社会意义的科普书成功出版，希望该书能推动更多人认识到：健康不是被动接受治疗的结果，而是主动学习、长期实践的馈赠。我的健康，我做主；我的健康，我负责。人人都应成为自己健康的第一责任人。

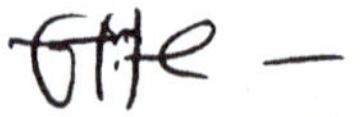 教授
心血管病专家
医学教育家
国际欧亚科学院院士
北京大学人民医院主任医师
北京大学人民医院心血管疾病研究所所长、介入中心主任
北京大学医学部心脏病学系主任

序　三

在医学领域深耕多年，我见证了无数患者因慢性病而备受折磨。更令人痛心的是，许多慢性病并非突然降临，它们往往在患者毫无察觉的情况下，经过多年的不良生活习惯积累，逐渐扎根、蔓延。翻开《健康生活方式医学》时，我看到了一道照亮“主动健康”的亮光，它为我们解决慢性病防治难题提供了新思路与新方向。

何俊峰博士和董继勇先生在生活方式干预慢性病方面有着深厚的积累和丰富的实践经验。他们将专业知识与实践经验融入书中，为读者呈现了一本极具价值的健康促进科普读物。

书中以“健康因果树”为独特架构，深入浅出，让读者可以清晰地看到，不良生活方式并非遥远的健康威胁，而是每日每夜都在悄然侵蚀我们的身体。

“115健康平衡方法”是该书的一大亮点，它是生活方式医学理论在实践中的创新应用。通过提高健康素养、健康监测，以及饮食、运动、生活方式、营养素和药物五张处方，为读者提供了一套系统、全面且可操作性强的慢性病自我管理方案。

此外，书中还列举了多个临床研究及实践案例，展示了生活方式医学在实际应用中的作用，让读者更加直观地感受到改变生活方式所能带来的健康益处，增强了读者践行健康生活方式的信心和决心。

《健康生活方式医学》是一本兼具科学性、实用性和趣味性的健康科普读物。它不仅适合慢性病患者和亚健康人群阅读，也适合健康管理专业工作者参考。我相信，该书的出版将有利于推动我国健康生活方式医学的发展。希望更多的人能从该书中学习知识，改变生活方式，促进身体健康。

陈　伟　教授
北京协和医院主任医师、博士生导师
北京协和医院临床营养科副主任
中国营养学会临床营养分会主任委员
中国医师协会营养医师专业委员会副主任委员
中国医疗保健国际交流促进会营养与代谢管理分会主任委员
中华医学会肠外肠内营养学分会委员、老年学组副组长

序　　四

随着时代的发展和人们生活水平的显著提高，人类疾病谱也发生了深刻的变化，心脑血管疾病、肿瘤、高血压、糖尿病、肥胖症等慢性非传染性疾病已成为威胁人类健康的主要因素。这些疾病的发生、发展与人们的生活方式密切相关，以治病为中心的医学模式在应对这些慢性病时，逐渐暴露出局限性，难以满足人们日益增长的健康需求。我国的国家卫生工作方针也调整为卫生与健康工作方针，强调健康的第一责任人是自己。在此背景下，生活方式医学的兴起，为医学发展和疾病防治开辟了新的路径。

何俊峰博士长期投身于健康生活方式医学的研究与实践，积累了丰富的经验，他与董继勇先生共同编著的《健康生活方式医学》，是对该领域知识的系统梳理和深入总结，具有极高的实践指导意义。该书介绍了生理学、营养学、运动医学、心理学等多个学科领域的相关知识，结合实践案例，深入浅出地介绍了如何通过调整生活方式来预防和治疗慢性病。

该书的另一个重要特点是充分考虑了社会环境因素对健康的影响。健康生活方式的普及不仅仅是个人的行为，还需要全社会的共同参与和支持。政府、医疗机构、企业和个人都应发挥各自的作用，营造有利于健康生活方式养成的社会环境。

我相信，《健康生活方式医学》的出版，将对我国健康生活方式医学的发展和普及起到积极的推动作用，将为医学领域的研究和实践提供新的思路和方法。我希望有更多的人能够关注和学习健康生活方式医学，共同为实现“健康中国”的战略目标而努力奋斗。

余金明　教授
复旦大学公共卫生学院博士生导师
国家卫健委健康促进与教育专家指导委员会委员
中国健康促进与教育协会副会长兼社区分会主任委员
上海胡锦华健康教育促进中心主任

自　序

2013年12月，一位有糖尿病并发症的老奶奶，于数次心肺复苏无效后，在重症监护室离开了我们。她临终前想要逃脱重症监护室的渴望、无助的眼神、绝望的挣扎、欲死不能的痛苦，成了我终身的梦魇。

她是我在重症监护室亲眼送走的最后一位患者。

从军医大学、军医医院到地方医院，从心内科到重症监护室，20年间，我目睹了无数患者的最后时刻，也经受了无数次面对重症束手无策的挫败感。我的心在颤抖。

我一直在想，这些慢性病患者本不该走得这么快，甚至可以不患这些慢性病，怎样才能控制这些慢性病，怎样才能让他们不用来到重症监护室，从而颐养天年呢？

我决定换一个职业，在慢性病源头上做些力所能及的工作，让患者活得更有尊严、更有质量。

2014年初，不顾科室主任挽留、父亲训斥和爱人劝阻，我毅然决然辞去了医院的工作，一头扎进了对慢性病管理与生活方式医学的研究和实践中。

不惑之年，正值职业黄金期，临床医学博士，即将头顶专家教授的光环，在别人看来，我断然辞职，不可思议。

1

高三毕业时，我的第一志愿毫不犹豫填报了中国人民解放军第四军医大学（现名空军军医大学）临床医学系。作为基层教师的父母，都很支持我的梦想。

1991年9月，我怀揣着录取通知书，心潮澎湃地迈进了第四军医大学的校门。

5年的军医大学生涯很快过去，1996年我顺利毕业，被分配到部队医院心内科工作。

在部队医院工作的10年，我“迎来送往”了很多患者，治愈后的欣喜，病痛缓解后的快乐，面对死亡的无力回天，时时敲击着我的心。

为什么非到了慢性病的中晚期才重视它啊？为什么不能在患者发病前、发病初期做点事呢？

我对以患者健康为中心，而不是以治疗疾病为中心的理念有了感悟，从此开启了对慢性病管理的学习、探索和实践，在临床工作之余，从病因干预开始，我系统学习并掌握了慢性病管理的临床医学、营养学、功能医学、生活方式医学等内容，构建了完整的知识和技能体系。

2006年，我从工作了10年的部队医院转业到某三甲医院重症监护室工作，一干就是8年，8年期间，我从没停止过对生命的敬重和对健康的思考。

为了更好地服务患者，2014年我离开了重症监护室，走到了生活方式医学与慢性病管理更广阔的天地中。

2

“有时去治愈，常常去帮助，总是去安慰”，这是美国特鲁多医生的名言，道出了医生的无奈和医学的局限。

即使面对大部分致病因素已经明确为以生活方式为主因的心脑血管疾病（脑卒中和冠心病等）、糖尿病、慢性阻塞性肺疾病、肿瘤等慢性病，如何避免致残、致死，医生也经常会束手无策。

慢性病的根源是不健康的生活方式，病因在医院之外，在每个人的日常生活中。

不健康的生活方式包括不健康的饮食、缺少运动、心理压力大、睡眠质量差、吸烟、酗酒等，对大多数人来讲，这些道理耳熟能详，但对如何摒弃这些生活方式却一头雾水。

以饮食为例，该吃什么，不该吃什么，怎么个做法和吃法，才对健康有益，普通大众多缺乏专业的指导。

事实上，慢性病管理和临床治疗一样需要专业知识，需要学习临床医学、营养学、功能医学、生活方式医学、运动康复学、心理学等多学科的专业知识，作为一名生活方式医学与慢性病管理医生，更需要一份执着和坚持才能做得更科学、更有成效。

不健康的生活方式是慢性病的主要根源，由此引起的慢性炎症是造成组织器官功能失衡，从而产生各种慢性病的主要原因。

“擒贼先擒王”，只要挖除祸根、除掉致病因素，就有可能逆转、缓解和控制慢性病的发展，从而尽最大可能避免致残、致死，提高人们的生存质量。

3

突如其来的新型冠状病毒感染疫情，让越来越多的人知道了疾病的无情和免疫力的重要。越来越多的人通过线上线下各种渠道涌进了我关于生活方式医学与慢性病管理的课堂，听我讲座，向我咨询。

从2014年起至今，我投入到生活方式医学与慢性病管理领域已经有十余年。在这十余年间，我走过很多城市和社区，线上线下举行了1000多场生活方式医学与慢性病管理科普讲座，尤其是新型冠状病毒感染疫情期间，通过网络方式，我几乎3天一场讲座，为数百万人次讲解了生活方式医学与慢性病管理知识和技能，为1万多名慢性病患者提供了综合干预方案。

收到众多的感谢信和留言，我知道自己的努力正在开花结果。

很多听众和受益者要求我写本书，以更好地指导他们健康生活。

在大家的“鞭策”下，我开始对自己十余年来生活方式医学与慢性病管理实践经验进行总结。

以“一棵树”作为全书的结构框架，形象介绍了不健康生活方式如何像毒树根一样，一步步侵袭人类的生命树并使之结出“恶果”——慢性病，这一过程与结果触目惊心，寓意深刻，发人深省！本书配有一幅“健康因果树”图，看懂了这幅图即可掌握书中的要义，也就理解了健康生活方式医学的真谛。

可喜的是，近年来国内国际都相继颁布了多项政策，积极倡导并推动健康生活方式医学理念的落地，这些政策就像肥沃的土壤一样滋润着人类的生命树，使其生根发芽、茁壮成长、枝繁叶茂，并结出健康的累累硕果。同时，一批生活方式医学与慢性病管理机构，以及广大医学工作者，也率先响应，与无数热爱健康人士一起，积极投入到健康生活方式医学变革的大潮中，携手共建美丽健康、果香四溢的新家园！

本书的初心是帮助更多人改变观念，把疾病扼杀在萌芽状态，教会他们健康生活方式医学知识和对慢性病的自我管理技能，消除引起疾病的危险因素，恢复身体的自愈功能。

如果你能认真看下去并将相关知识用到生活中，将受益无穷。

如果你已感觉心力交瘁、疲惫不堪，健康受到困扰，如果你有血脂、血糖、血压异常等慢性病的前期症状，如果你正遭受疾病的折磨，对身体充满忧虑……那就跟我一起打开这本书，让我们一起祛除慢性病的根源，让医学回归生活，找回一个身心健康的自我。

何俊峰

作者联系邮箱：hejunfeng115@163.com

目 录

〖 第一章 〗

生活方式医学时代的健康

有一天当你来到医院，突然发现医院门庭冷落，再也看不见长长的排队就医的人，再也没有漫长的等待，专家门诊号垂手可得，就诊轻而易举……这些都不值得大惊小怪，因为很可能一个新的健康生活方式医学时代已经到来。

作为一场深刻的健康革命，生活方式医学以循证医学为基础，融合了营养科学、运动生理学、心理及行为科学、社会人际关系学、睡眠科学和临床医学等多个学科，致力于通过全面改变人们的生活方式来改善健康状况，积极应对慢性病的深层原因，预防、控制甚至逆转慢性病。

一项来自美国卡尔伊利诺伊医学院和退伍军人事务部在波士顿的医疗保健机构的研究证明，在40岁时，坚持规律运动、不吸烟、健康饮食、不经常饮酒、良好的睡眠、积极社交、避免阿片类药物成瘾等健康生活方式，与不坚持健康生活方式的参与者相比，男性平均寿命预计可延长23.7年，女性平均寿命预计可延长22.6年，全因死亡风险降低13%。

中国医学科学院阜外医院心脏康复中心主任冯雪认为：生活方式治疗是心血管疾病的根本性治疗，而且证据充足、疗效明确、没有争议，无论中国外国，都给出了最高级别的认可。

你不要以为下面场景是世外仙境：大街上经常可见白发飘逸、健步前行的百岁老人。因为按照坚持健康生活方式能提高平均寿命10年计算，人类的平均预期寿命已近90岁。随着健康生活方式的普及和医疗科技的日新月异，这一切为期不远。对于这一预期，生活方式因素占比约60%，医疗条件占比仅约8%。

平均寿命不到40岁的古人曾发出“人生七十古来稀”的感叹，古人不会想到如今“七十八十遍地走”，更不会料到不远的将来“百岁高龄寻常见”。

如果把患者的身体比作树，那么不健康生活方式就是树根，慢性炎症、氧化应激和肠道菌群失衡分别是树干、树枝，慢性病则是树枝上结出的“恶果”（图1-1）。

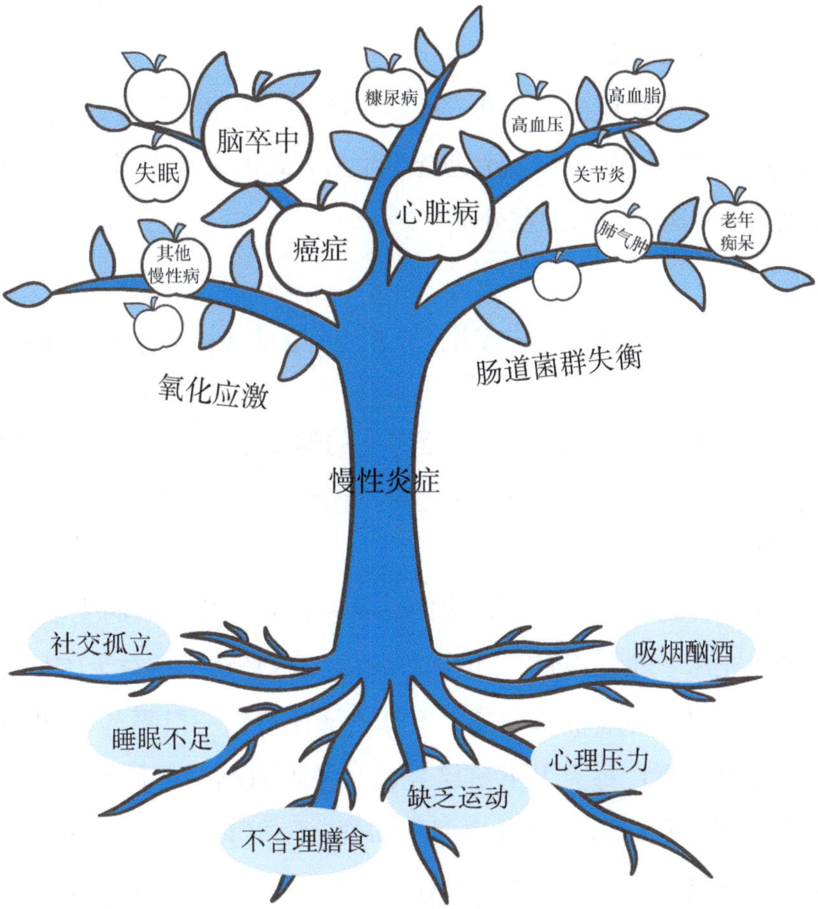

图1-1　不健康因果树

不健康生活方式的毒树根通过树干、树枝输送毒分，最终结出慢性病的“恶果”。

如果想让生命树结出健康的果实，而不是恶果，就需要从树根上做起，用健康的生活方式培育树根。健康生活方式医学是纠正不健康生活方式的医学。

如果把我们的身体比作房屋，那么器官就是房屋内的财宝，而不健康的生活方式则如同烧杀抢掠的强盗，强盗在房屋中点燃慢性炎症的烈火，浇上氧化应激的助燃剂，以菌群失衡的肠道为突破口，大肆打劫房屋内的财宝。最终，房屋在熊熊烈火中灰飞烟灭，财宝被掳掠一空，健康付之一炬。

如果你还没有践行生活方式医学，甚至不了解生活方式医学，那就抓紧时间学习本书内容，走进健康生活方式医学的大门，一起感受健康生活方式医学带来的益处吧！

第一节　健康生活方式医学不是反人性而是回归人性

关于生活方式医学，一个广泛存在的偏见是认为生活方式医学的干预措施是反人性的，甚至很多健康工作者也持这种观点，那么真相又如何呢？

在快节奏的现代生活中，我们只要一提到坚持健康的生活方式，耳边就会充斥着各种声音，“健康饮食？太难坚持了！每天忙碌于工作，哪有时间精心准备每一餐，不都是随便对付一口吗？”“规律运动？哪有时间啊！每天上下班已经耗尽了所有精力，回到家只想躺着休息，哪还有心思去健身房挥汗如雨？”更有甚者，将健康生活方式医学所倡导的种种改变视为对人性的压抑与反叛，认为它剥夺了人们享受美食、慵懒和片刻欢愉的权利。当我们深入探究健康生活方式医学的本质时，会发现它并非如人们所想的那般刻板、冷酷无情，反而，它像是一盏明灯，照亮了我们回归人性本真、追求健康生活的道路。

一、人性的本质是追求平衡与和谐

从生物学的角度看，人类作为自然界的一部分，天生具备追求平衡与和谐的本能。我们的身体是这个宇宙间最精密的系统之一，需要充足的营养来滋养身体中的每一个细胞，让它保持活力与生机；需要适量的运动来保持肌肉的力量和心肺的功能，让我们的身体运转自如；需要良好的休息来恢复体力、巩固记忆，让我们的心灵得到宁静与慰藉。这些需求，都是人类与生俱来的本能，是生命得以延续和繁荣的基石。

然而，在现代社会，这种本能往往被快节奏的生活、高压力的工作和丰富的物质诱惑所掩盖。我们沉迷于快餐的便捷与味蕾的刺激，却忽视了食物的营养价值及其对身体的长远影响；我们沉迷于工作的成就与职位的攀升，却牺牲了运动的时间与身体的健康；我们沉迷于电子产品带来的欢娱与信息的轰炸，却剥夺了睡眠的时长与心灵的宁静。在这样的生活状态下，我们的身体功能逐渐失去了平衡，健康也悄然离我们远去，留下的只有疲惫的身躯和无尽的焦虑。

健康生活方式医学正是要唤醒这种被遗忘的本能，引导我们回归健康的生活方式。它提醒我们，健康不是一种奢侈品，不是只有富人才能享有的专利，而是每个人都能享有的权利。通过改善饮食、增加运动、优化睡眠、戒烟限酒、管理压力等方式，每个人都可以重新找回身体功能的平衡，让生命之树在健康的土壤中茁壮成长，绽放出绚烂的光彩。

二、健康生活方式医学是以人为本的科学实践

健康生活方式医学作为一门以预防疾病、促进健康为目的的医学分支，它不仅仅是一门科学，更是一种以人为本的实践。它摒弃了“头痛医头、脚痛医脚”的片面观念，从整体上审视人的健康状态，强调通过调整生活方式来预防疾病的发生，提高生活质量。

1. 饮食　在健康生活方式医学实践中，饮食调整是至关重要的一环。它倡导均衡饮食，鼓励我们摄入富含营养素的食物，如新鲜的蔬

菜、水果、全谷物和优质蛋白质，这些食物富含人体所需的维生素、矿物质和膳食纤维，能够为我们的身体提供源源不断的能量。同时，它限制加工食品和高糖食物的摄入，因为这些食物往往热量高、营养素含量低，长期摄入会对身体造成严重的负担。这样的饮食调整不仅仅是为了控制体重和预防疾病，更是为了满足身体对营养的本能需求，让我们的味觉和身体健康达到一种和谐统一的状态。当摄入的食物能够满足身体的需要时，我们会感受到身体的轻盈与活力，味觉也会因为食物的纯粹与美味而得到满足。

2. 运动 是释放压力、增强体质的有效途径。健康生活方式医学建议我们每天进行适量的运动，如散步、慢跑、做瑜伽等。这些运动不仅能够提高心肺功能，增强肌肉力量，还能促进大脑释放内啡肽等令人快乐的物质，让我们在忙碌的生活中找到放松和愉悦的感觉。运动不仅仅是一种身体上的锻炼，更是一种心灵上的洗礼。运动让我们在汗水中释放压力，在挑战中超越自我，在坚持中收获成长。每一次运动后，我们都会感受到身心的舒畅与愉悦，仿佛整个世界都变得更加美好。

3. 良好的睡眠 是身心健康的基石。健康生活方式医学强调建立规律的睡眠习惯，创造一个安静、舒适的睡眠环境。当拥有足够的睡眠时间时，我们的身体能够得到充分的休息和恢复，记忆能够得到巩固和加强，情绪也能够得到调节和改善。这样的睡眠让我们在醒来后可以充满活力地面对新的一天，让我们的身心都能够保持最佳的状态，为生活和工作积蓄力量。

4. 压力 是现代生活中不可避免的一部分，然而过度的压力会对我们的身心健康造成严重的损害。健康生活方式医学通过冥想、深呼吸、正念练习等方法帮助我们学会管理压力，保持心态平和。这些方法不仅能够减少焦虑、抑郁等心理问题的发生，还能提高我们的生活质量和工作效率。当我们能够正确地面对压力、管理压力时，就能够更好地掌控自己的生活，让自己在忙碌和喧嚣中找到内心的平静与和谐。在压力面前，我们不再逃避和退缩，而是勇敢地面对和化解，让压力成为推动我们前进的动力。

三、回归人性从生活方式开始

健康生活方式医学的实践让我们意识到真正的健康并不是通过药物或手术获得的短暂状态，而是通过改变生活方式、顺应自然规律实现的长期目标。它要求我们重新审视自己的生活习惯，找回被遗忘的本能需求，达到内心的平静与和谐。

在这个过程中，我们学会了倾听自己身体的声音，感受它的需求与变化。我们不再忽视身体发出的微小信号，而是用心去体会每一次呼吸、每一次跳动、每一次疲惫。我们学会了与自己的身体对话，了解它的喜好与厌恶。我们不再盲目地追求口腹之欲或短暂的快乐，而是根据身体的需要来选择食物和运动方式。我们学会了尊重自己的身体，给予它最好的呵护与关爱。这样的过程，不仅仅是对身体的照顾，更是对人性的尊重与回归。

当开始关注自己的生活方式时，我们会发现原来健康并不难实现。它只需要我们用心去感受自己的生活、调整自己的习惯、顺应自然的规律。在这个过程中，我们会发现生活变得更加充实和有意义，我们的身心也变得更加健康和愉悦。

因此，健康生活方式医学并不是反人性，而是对人性最深刻的理解和尊重。它引导我们回归自然、回归健康的生活方式，让我们在追求事业成功的同时，也能享受身心的愉悦和满足。它让我们意识到，健康生活方式不是一种牺牲或负担，而是一种生活态度和人生追求。在这个过程中，我们不仅能够预防疾病、延长寿命，还能提升生命的质量和意义。我们学会了珍惜自己的身体、珍惜自己的生活、珍惜每一段与家人和朋友共度的时光。这样的生活方式才能帮助我们达到真正意义上的健康与幸福，才是人性最本真的追求与渴望。

第二节 健康标准

健康生活方式医学的目的是弥补现代医学治疗的不足，让人们回归本真，找回身心健康，那什么是健康呢?

“健康就是没疾病”，这是许多人对于健康的直观理解，甚至一些早期的医疗工作者也存在这样的认知。然而，随着时代的进步和人们对生活品质的追求，我们逐渐意识到，健康的概念更为丰富和复杂。健康，不仅仅是一个人生理上的状态，它更是一种全面的、多维度的状态。

一、健康的四个维度

1989年世界卫生组织（WHO）深化了健康的概念，强调健康应包括“躯体健康、心理健康、社会适应良好和道德健康”四个维度。

1. 躯体健康 指生理功能正常，没有疾病，身体形态发育良好，体形匀称，身体各系统具有良好的生理功能，具有较强的身体活动能力和劳动能力，以及对疾病的抵抗能力即维持健康状态的能力。

身体的主要器官无疾病，身体各系统（如呼吸系统、消化系统、循环系统等）功能正常，精力充沛，能够应对日常生活和工作的需求。

2. 心理健康 指情绪稳定，能够应对压力，智力正常，具有正确的自我认知，能够积极面对生活中的挑战和压力，保持良好的人际关系。

心理健康不仅指没有心理疾病，还包括在智力、情绪、环境适应、人际交往等方面都处于良好状态。

3. 社会适应良好　指能够与他人建立和谐关系，适应社会环境，融入社会并为社会做贡献。能够妥善处理与亲属、同事、朋友等的关系，积极参与社会团体活动和其他社会活动，具备良好的社会责任感和团队协作能力。

社会适应是个体在社会中生存和发展的基础，良好的社会适应能力有助于提升个体的幸福感和生活质量。

4. 道德健康　指具有良好的道德修养和行为准则，能够自觉遵守社会公德、职业道德和家庭美德，乐于做好事、行善积德。

道德健康是最高维度的健康，它预示着个体与整个世界达成了“和解”，能够保持内心的平静和坦荡，从而促进身心的整体健康。

健康的四个维度相互关联、相互影响，共同构成了全面健康的概念。在日常生活中，我们应该注重在这四个维度上保持平衡与和谐，以实现身心的全面健康发展。

二、健康的“五快”

在追求健康的道路上，我们常常关注各种生理指标和医学检测结果，却忽略了身体本身给出的简单而直接的信号。世界卫生组织提出的“五快”标准为我们提供了一个全新的、更加贴近生活的健康衡量方式。这“五快”分别是吃得快、便得快、睡得快、说得快、走得快。

1. 吃得快　不仅仅是指吃饭的速度，更是对食物的热爱和享受。当我们拥有良好的胃口，能够迅速且愉快地吃完一顿饭，不挑食、不厌食，这实际上是内脏功能正常的表现。因为许多疾病的先兆是食欲变差，所以吃得快是身体健康的一个重要标志。

2. 便得快　关乎身体的排毒和代谢能力。当便意来临时，能够迅速且顺畅地排便，感觉轻松自如，这不仅是胃肠道功能良好的体现，也是身体整体健康的反映。因为便秘、排便不畅等问题往往与身体的多种疾病有关。

3. 睡得快 代表了身体的休息和恢复能力。能够迅速入睡且睡得深沉，醒来后精神饱满、头脑清醒，这是中枢神经系统兴奋与抑制功能协调的表现。良好的睡眠是身体健康的基石，也是精力充沛的源泉。

4. 说得快 关乎思维能力和心肺功能。语言表达准确、说话流利，这不仅仅是口才好的表现，更是头脑清醒、思维敏捷、心肺功能正常的体现。因为说话需要充足的氧气和良好的血液循环来支持，所以说得快也是身体健康的一个重要标志。

5. 走得快 代表了行动能力和身体活力。行动自如、动作敏捷，这不仅仅是身体灵活的表现，更是精力充沛的体现。因为许多疾病都会导致身体衰弱，而衰弱往往先从下肢开始，所以走得快也是身体健康的一个重要信号。

“五快”标准，简单而实用，它关乎我们生活的每一个细节，也关乎我们身体的每一个方面。通过这“五快”标准，我们可以更加直观地了解自己的身体状况，也可以更加有针对性地调整自己的生活方式和习惯。

三、中医衡量健康老年人的八个标准

从祖国传统医学角度看，衡量健康老年人有八个标准。

1. 声息和 说话声音洪亮，呼吸从容不迫。这反映了发音器官、语言中枢、呼吸及循环系统的生理功能良好，是正气内存的表现，意味着身体抵抗外邪的能力较强，不易生病。

2. 前门松 小便正常、畅通无阻。这说明泌尿和生殖系统的生理功能良好。中医认为，若小便淋沥不畅，可能是“膀胱气化失利”，表明泌尿或生殖系统功能有损。

3. 后门紧 肛门括约肌紧张度良好，肠道无特殊疾病。这反映了脾、肾和肠道功能正常，中医认为年老时由于肾阳衰弱、脾阳虚，容易导致中气下陷，进而影响脾脏和肠道的传送、运化功能，易发生大便失常。

4. 形不丰　老年人不宜过胖，保持适宜的体重对健康至关重要。肥胖与多种慢性病如高血压、高血脂、冠心病、糖尿病等密切相关。因此，保持标准体重或稍低于标准体重是健康的表现。

5. 牙齿坚　牙齿坚固、不松动是肾精充足的表现。中医认为“肾主骨”，肾精充足则骨骼强健，牙齿坚固。同时，坚固的牙齿也是消化功能良好的保证。

6. 腰腿灵　肌肉、关节强壮，腰腿灵活。这表明肝、脾、肾功能良好，能够延缓衰老速度。中医认为，肝主筋、脾主肉、肾主骨，腰腿灵活是脏腑功能强健的表现。

7. 脉形小　血压不高，心律正常，动脉血管弹性良好、硬化程度低。中医通过诊脉可以了解人体的气血运行情况，脉形小往往意味着气血调和，阴阳平衡，是健康的表现。

8. 眼有神　目光炯炯有神，表明精气旺盛，肝肾功能良好。中医认为“肝开窍于目”，眼睛是人体精气汇集之处，因此目光有神是肝肾功能良好的体现。

这八个标准综合中医对人体生理功能的全面认识，旨在从多个方面评估老年人的健康状况。老年人可以对照这些标准进行自我评估，并根据自身情况采取相应的保健措施，以维持和促进健康。

第三节　影响健康的主要因素：生活方式

根据世界卫生组织及其他权威机构的研究，影响健康的因素主要包括生活方式、遗传因素、环境因素和医疗条件。这些因素相互关联、相互影响，共同作用于个体的身心健康。其中，生活方式占比约60%，是影响健康的最主要因素（图1-2）。

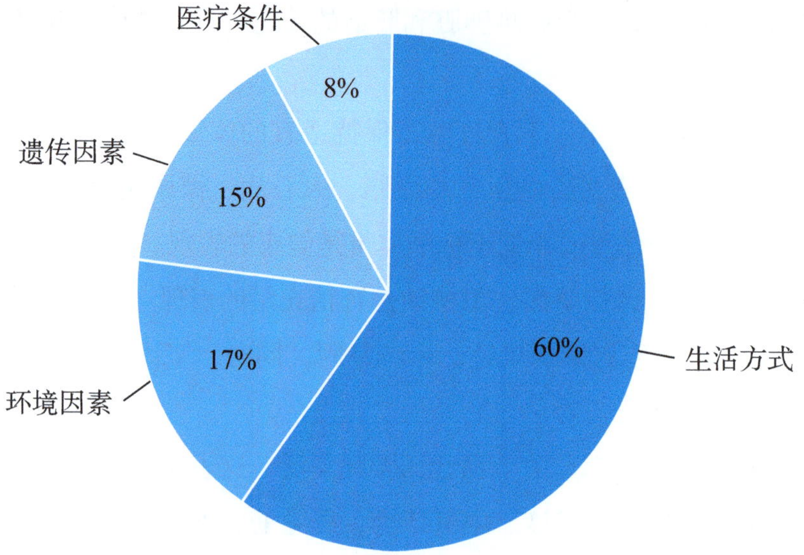

图 1-2 影响健康的因素

一、生活方式

在影响健康的因素中，生活方式占比约60%。

生活方式是影响健康的最主要因素，包括个体的饮食习惯、运动习惯、睡眠习惯和吸烟、饮酒习惯等多个方面。

不均衡的饮食，长期高盐、高蛋白、高脂饮食，以及饮食不规律、暴饮暴食等都可能导致肥胖、心血管疾病、糖尿病等问题。

缺乏运动是许多慢性病的危险因素之一。适量的运动可以增强心肺功能，提高免疫力，更好地预防疾病。

压力管理、情绪调节等心理健康因素对整体健康有重要影响。保持积极的心态、学会应对压力有助于提升生活质量。

睡眠不足或睡眠质量差会影响个体的精神状态和生理功能，长期如此可能导致免疫力下降、记忆力减退等问题。

吸烟、饮酒、滥用药物等不良习惯都会对健康产生负面影响。吸烟与多种癌症和心血管疾病有关，而过量饮酒则可能导致肝病、心血管疾病等。

二、环境因素

在影响健康的因素中，环境因素占比约17%。

环境因素包括自然环境和社会环境两个方面。

（1）自然环境，如空气质量、水质、土壤污染、噪声污染等。长期暴露在污染环境中可能增加患病风险，如呼吸系统疾病、皮肤病等。

（2）社会环境，如社会经济状况、教育水平、就业状况、居住条件等也是影响健康的重要因素。贫困、失业、住房拥挤等问题会增加个体的患病风险。

三、遗传因素

在影响健康的因素中，遗传因素占比约15%。

遗传因素对个体的健康状况有一定的影响。某些疾病的易感性可能与遗传有关，如家族性高血压、糖尿病等。然而，遗传因素并非决定性的，它通常与其他因素共同作用。

四、医疗条件

在影响健康的因素中，医疗条件占比约8%。

医疗条件的改善可以提高疾病的诊断和治疗水平，从而有助于维护和提高人群的健康水平。医疗条件包括医疗资源的分配、医疗技术的进步、医疗服务的可及性等方面。

第四节　健康的主要威胁：慢性病

在当今社会，健康面临着诸多挑战，其中，慢性病无疑是最主要的威胁之一。慢性病以其病程长、病因复杂、难以彻底治愈的特点，对人们的身心健康构成了严重威胁。

多项研究和统计数据显示，慢性病已成为我国居民健康的主要威胁。我国因慢性病导致的死亡占总死亡的88.5%，占疾病负担的70%左右，其中心脏病、脑血管病和癌症死亡人数占总死亡人数的比例分别为25.64%、21.71%和23.91%。

此外，慢性病在人群中的发病率、致残率和死亡率高，严重耗费社会资源，危害人类健康。

慢性病包括心脑血管疾病、糖尿病、慢性呼吸系统疾病、癌症等多种类型，这些疾病的发生往往与不良的生活方式密切相关。随着人口老龄化的加剧和生活方式的改变，慢性病的发病率在全球范围内呈现逐年上升的趋势，成为公共卫生领域的一大挑战。

慢性病对患者的影响深远而广泛。它们不仅导致患者身体功能逐渐衰退，影响日常生活质量，还可能引发一系列心理问题，如焦虑、抑郁等，进一步损害患者的身心健康。同时，慢性病的治疗往往需要长期的药物支持和其他医疗干预，给患者和家庭带来沉重的经济负担。

面对慢性病的威胁，我们不能掉以轻心。政府、医疗机构、社会各界及个人需要共同努力，采取综合性的防控策略，包括加强健康教育，提高公众对慢性病危害的认识；推广健康的生活方式，降低慢性病的相关风险；加强医疗保健服务，提高慢性病的早期诊断和治疗水平；加强社会支持，帮助患者更好地应对慢性病的挑战。

〖 第二章 〗

慢性病主要是生活方式病

慢性病是指病程长，发病后难痊愈，可终身带病的一大类疾病，包括心脑血管疾病（如高血压、冠心病、脑卒中等），糖尿病，肿瘤（如肺癌、胃癌、乳腺癌等），慢性呼吸系统疾病（如慢性支气管炎、慢性阻塞性肺疾病等），精神疾病（如抑郁症、焦虑症等）。慢性病具有发病广、治疗费用高、治疗控制效果差、致残致死率高的特点（图2-1）。

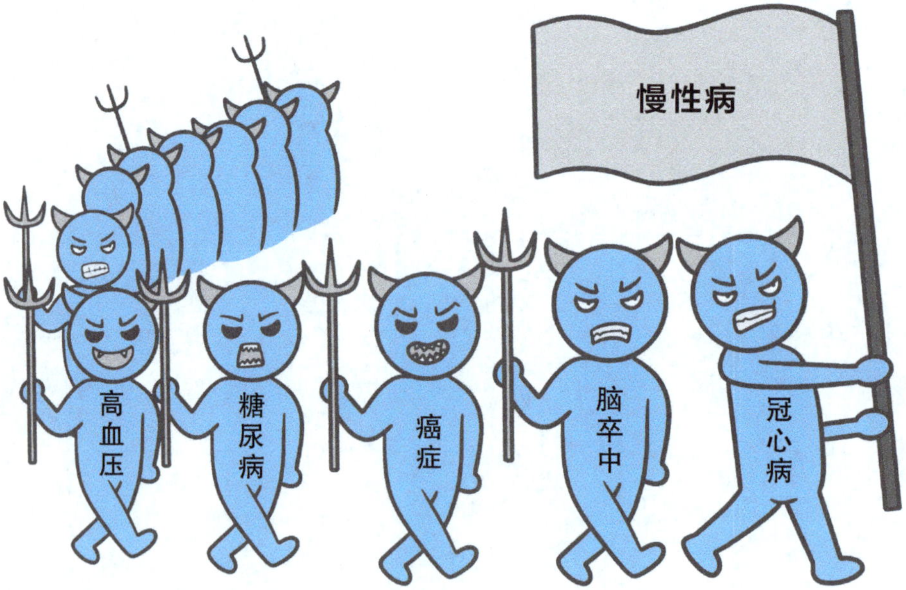

图2-1 慢性病“大军”

当前，我国慢性病已呈现出快速蔓延、高发、频发、低龄化趋势，若不及时采取有效预防和控制措施，这一趋势必将持续加剧，对居民健康构成严重威胁。同时，沉重的疾病负担也将消耗经济发展取得的成果，影响社会的整体繁荣与进步。

慢性病通常是多种因素综合作用的结果，而不健康的生活方式是其中的最主要因素，也是我们可以自我管理和控制的因素，所以慢性病在某种意义上也可以称为生活方式病。

第一节 发达的医疗技术阻止不了慢性病

医疗技术日新月异，不断取得新的进展和突破，然而令人困惑的是，我们周围的慢性病患者却似乎越来越多。更令人费解的是，一旦患有慢性病，药物治疗的效果往往不尽如人意，药物越吃越多，但疗效却越来越差，并发症也如影随形，日益增多。

有些患者，每次检查血压和血糖都显得平稳，然而没过多久，却突然查出尿蛋白增高，肾病、视物模糊或足底病变等问题接踵而至，直至肾衰竭。尽管患者每次就医医生都进行了认真的检查和诊断，并开出了相应的药物，仍难以阻挡疾病的进程。

对于肿瘤患者而言，即便已经切除了病灶，并接受了放疗或化疗，但再次检查时，发现肿瘤细胞已经转移。随后，便是下一个部位的切除、放疗、化疗，直至生命的最后。

医疗技术的迅猛发展已经使我们从传统医学迈向生物医学、分子医学的新时代。新药研发也从单一靶点药物转向多靶点药物，从研究整体生理功能深入到微小的基因改构和编辑。临床治疗也从手术、药物和介入治疗扩展到了干细胞、免疫细胞治疗等前沿领域。然而，日益发达的医疗技术却并未能改变慢性病患者日益增多的现实。

一旦患上高血压、高血糖、高血脂、心脑血管疾病等慢性病，患者几乎都会面临两个痛苦的后果：一是随着疾病进展药物疗效越来越差，原本一种药物能控制的血压、血糖，后来两种药物都起不到作用，相应指标不降反升；二是并发症越来越多，刚开始只是血压高，后来血糖、血脂也升高了，最后心脏、脑动脉也出现了问题，诸多的慢性病会越来越多地聚集在一起，给患者带来更多的痛苦和困扰。

第二节　慢性病已成为第一“杀手”

你可能不会想到，80%的人将来可能死于同一类疾病——慢性病。

2020年12月23日，国务院新闻办公室发布的《中国居民营养与慢性病状况报告（2020年）》显示，2019年中国因慢性病导致的死亡占总死亡的88.5%。

大批糖尿病、高胆固醇血症、高血压患者，如果不及时加以控制，再合并动脉硬化，随时有可能死亡。

慢性病对所有人一视同仁，不分男女，不分地域，几乎都逃不过慢性病的伤害。

以糖尿病为例，糖尿病并发症导致的死亡率仅次于心脑血管病和肿瘤。

我国每年约28万人因糖尿病足而截肢，并且糖尿病足的致死率也很高，约为20%，其中因糖尿病足截肢5年内死亡率超过50%。

世界卫生组织统计，糖尿病引起的失明比其他疾病高10～23倍；糖尿病引起的坏疽和截肢比其他疾病高20倍；糖尿病引起的冠心病及脑卒中比其他疾病高2～3倍；糖尿病引起的肾衰竭比一般肾病高7倍。

以肥胖为例，全球医学界普遍认为，肥胖不分年龄、性别、职业，是内分泌学、营养学及公共卫生专业人士急需解决的一大难题，高血压、高血脂、糖尿病、冠心病、脑卒中被称为“死亡五重奏”，而这五种慢性病都与肥胖相关。

慢性病已成为全球负担和公害。慢性病为无数人带来病痛、失能和精神压力，导致了复杂的社会问题，还造成了社会巨大的医疗支出，甚至影响国家经济发展。

美国有将近一半人患有慢性病，全美医疗支出的85%用于慢性病患者。

当今，我国疾病谱已发生了巨大变化，慢性病已成为影响我国居民健康的主要疾病，导致的疾病负担占总疾病负担的70%以上。

第三节　慢性病来去都很慢

人们常说“病来如山倒，病去如抽丝”，但实际上，这句话只说对了一半。对于慢性病而言，其到来与离去的过程一样缓慢，绝非能用一年半载来概括，且往往在不知不觉中悄然降临。

慢性病具有极强的隐蔽性，其发病过程悄无声息，潜伏期和发展期均较长。在疾病的初期，大部分人表面上看起来与常人无异，但实际上，已在不知不觉中被病魔缠身。

慢性病的特点主要体现在以下几个方面。

1. 病因复杂　发病与多种不良行为因素有关。

2. 潜伏期较长　没有明确的发病时间，使得预防变得尤为困难。

3. 病程长　随着疾病的不断发展，患者的身体功能会逐渐受损甚至丢失，对健康造成严重损害。

4. 很难彻底治愈　一旦患上慢性病，往往伴随终身，表现为不可逆性。

在现实生活中，如果身体没有不适，并且不经常参加体检，那么大多数人可能很少会主动去医院寻求医生的帮助。然而，当身体出现明显症状时，往往已经错过了最佳的治疗时机。例如，因头晕而查出高血压，因口渴、消瘦、视物模糊而查出糖尿病及其并发症，或因疼痛难忍而查出晚期癌症。其实，这些疾病的危险因素早就存在，只是由于长期不健康的生活习惯而逐渐累积，最终暴发疾病。

以高血压及其并发症为例，从高血压发病到心、脑、肾等器官受损，直至引发死亡，这一过程需要5～20年的时间。在这个漫长的过程中，如果能够及早发现并采取有效的预防措施，改变不健康的生活方式，那么就有可能减少并发症的发生，降低死亡率。

然而，慢性病的病程往往较长，且容易反复发作，难以根治。一旦疾病缠身，往往伴随患者一生。例如，心脑血管疾病患者在初次就医后，虽然通过服药可以使指标恢复正常，但再次发病时可能需要增加药物剂量甚至放置支架进行治疗。高血压患者也可能面临类似的情况：初期一种药物即可控制血压，但随着病情的发展，可能需要同时服用两种甚至多种药物才能维持血压稳定。更糟糕的是，随着病情的恶化，患者还可能出现血糖、血脂升高等问题，最终导致动脉硬化、心脑血管疾病暴发等严重后果。此时，患者不仅需要服用更多的药物来控制病情，还可能面临越来越多的并发症的困扰。

尽管“生老病死”是人生的常态，但医学研究却揭示了一个令人痛心的现实：除意外猝死之外，很少有人能够安然无恙地度过一生并自然老去。大多数人在疾病的反复发作和日益加重的痛苦中慢慢走向生命的终点。

第四节　慢性病与生活方式病

在不同的社会发展阶段，人类的死因经历了显著的变化。最早，营养不良和传染性疾病，如霍乱、天花、麻风病等，是导致人类死亡的主要原因。随着药物、手术和疫苗等医学手段的进步，人类已经成功地消灭了许多传染性疾病。进入现代社会，高度工业化和信息化的发展极大地改变了人们的生活方式，由此引发的慢性病已成为威胁人类健康的主要“杀手”。这些疾病与现代生活方式紧密相连，因此也被称为生活方式病。

生活方式病又被称为现代文明病或富贵病，它涵盖了由人们日常生活中的不良行为，如衣、食、住、行、娱乐等方面的习惯，以及社会、经济、文化等各个层面的不良因素导致的躯体或心理疾病。

基于世界卫生组织的数据，慢性病约60%的致病因素可以归结为不良的生活方式。联合国在关于预防和控制非传染性疾病问题高级别会议的政治宣言中也明确指出，最主要的非传染性疾病都与吸烟、酗酒、不健康的饮食和缺乏锻炼等共同风险因素密切相关。

我国的《健康中国行动（2019—2030年）》也强调了这一点，指出高血压、血脂异常、糖尿病，以及肥胖、吸烟、缺乏体力活动、不健康饮食习惯等是心脑血管疾病主要且可以改变的危险因素。对这些危险因素采取有效的干预措施，不仅能够预防或推迟心脑血管疾病的发生，还能与药物治疗协同作用，预防疾病的复发。

值得注意的是，人们往往认为慢性病主要影响成年人，但实际上，慢性病患者的年龄层正在逐渐降低。如今，许多中青年甚至中小学生都面临着肥胖、高血压、糖尿病等疾病的困扰，而这些疾病在很大程度上是由不良的生活习惯导致的。

孩子在成长过程中既依赖大人，也会模仿大人的行为。孩子通常会效仿大人的饮食习惯和生活方式。因此，有些被认为是家族遗传性的疾病实际上可能是由家族统一的生活方式造成的。

慢性病的发展是一个渐进的过程，从早期的高体重和肥胖，到中期的“三高”（高血压、高血脂、高血糖），甚至“五高”（高血压、高血脂、高血糖、高尿酸、高同型半胱氨酸），最终可能发展成更为严重的“六病”（心脑血管疾病、糖尿病、眼底病变、肾病综合征、周围神经病变、周围血管病变）。这些疾病并非天生，也不是由细菌和病毒感染所致，而是大多源于不健康的生活方式。

第五节　医疗的局限和医生的无奈

慢性病与传染性疾病截然不同，后者如肺结核、病毒性肝炎、新型冠状病毒感染、艾滋病等，其病因明确，一旦确诊即可针对性地进行治疗。而慢性病作为生活方式病，其发病原因是生活方式、环境等多重因素综合作用的结果，属于多因一果的复杂情况。

以糖尿病为例，它是因饮食、运动、压力和生活环境等多重因素导致血糖代谢出现问题的疾病。然而，在临床诊疗中，往往只是对症处理，如降血糖、对并发症进行手术治疗等，而并非针对病因进行治疗。这种不针对生活方式病因的处理方式是慢性病治疗中的最大问题，也是导致慢性病日益增多的重要原因之一。

临床医学主要应对急性传染性疾病和突发病症，慢性病作为非传染性疾病，其重在预防和控制。如果用治疗急性病的方式来治疗慢性病，显然是不合适的。

下面两个病例揭示了临床医疗的局限和医生的无奈。

一位近60岁的冠心病终末期心力衰竭患者，医生对其采取了强心利尿扩血管的方式进行治疗，患者的症状很快得到缓解。然而，这只是暂时处理了症状，并未去除病因。因此，患者反复住院、出院，最终去世。

一位年仅37岁的大面积脑梗死患者，患有高血压但平时服药不规律。患者被推进ICU后，医生尽力进行对症处理，但最终还是无法挽回患者的生命。这既是不良生活方式导致疾病突发的病例，也显示了慢性病的难治之处（图2-2）。

从健康管理的角度来看，完整的医疗环节包括预防、保健、诊断、治疗和康复。然而，临床医生往往只能做到其中的诊断和治疗部分，而院外的预防和康复环节则易被忽略。这就是我们急需改变的医疗现状之一：只负责中间的治疗环节，而针对发病前的预防和得病后的康复则没有提供足够专业的服务。

为什么慢性病反反复复、无法根治，为什么非到疾病的中晚期才被重视，为什么不能在发病前或发病初期就进行干预呢？

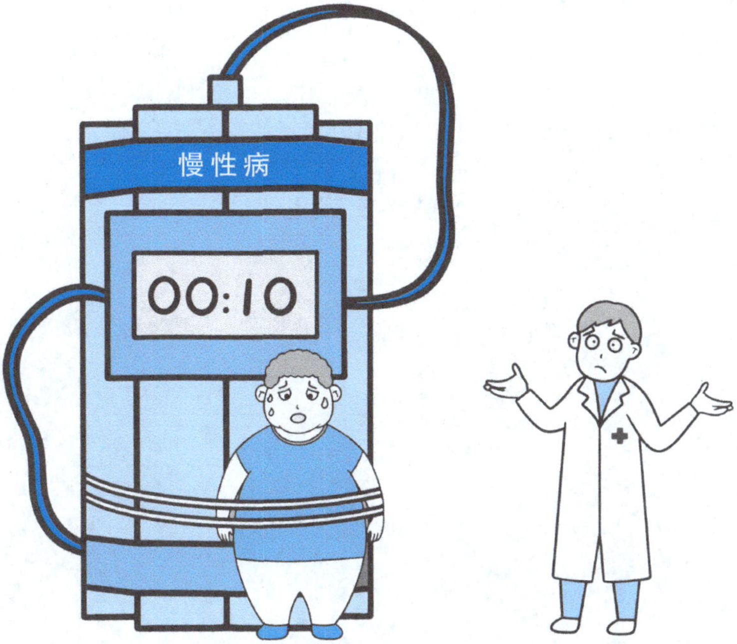

图2-2　临床医疗的局限和医生的无奈

对症下药、看病开方是医生的职责所在，但如果病因不除，疾病就难以真正好转。这也是医生的无奈之处。目前，国家正在逐步完善慢性病“三级预防”体系和机制，将慢性病防治关口前移，从诊疗模式向管理模式转变。尽管有些区域尚未落到实处，但慢性病管理的方向已经明确。

作为慢性病患者，更应该清醒地认识到慢性病的根源在于生活方式。我们不能再用治疗急性病的方式和态度来对待慢性病。就像治理河道一样，如果只在下游使劲而不在上游进行防治，那么洪水怎么可能控制得住呢？因此，慢性病防控需要从以“疾病”为中心转变为以“健康”为中心，针对疾病发生、发展的根本原因——生活方式进行综合干预。

〖 第三章 〗

健康生活方式可以防治慢性病

慢性病的特点决定了其可防可控的性质。这类疾病的发病受多种因素综合影响，并非突发病症，且每个发展阶段都有明确的危险因素。因此，只要针对诱因进行综合干预，就必然能降低慢性病对健康的危害。据世界卫生组织统计，80%的心脑血管疾病、80%的2型糖尿病、绝大部分原发性高血压，甚至40%的肿瘤，都能通过改进生活方式得到预防。

全社会已达成共识，对慢性病的防治必须转向对生活方式的管理。若患者有高血压、糖尿病，甚至出现了一些并发症，治疗效果不理想，药物无法撤除，病情反而越来越严重，原本只需服用一种药物，现在却需要服用2～3种，甚至更多。若患者并发症增多，住院治疗时，医嘱上的药品数量也会相应增加，最多可能达到10种甚至20种。我们如何才能改变上述情况呢？仅靠药物治疗就像扬汤止沸，只能暂时缓解症状，而无法从根本上解决问题。只有针对慢性病的祸根——生活方式进行干预，才是釜底抽薪之策。

第一节　慢性病防治随时都有机会

慢性病形成的三个阶段都受生活方式影响，每个阶段都为防治留下充足机会。

1. 第一阶段（未病） 单纯不健康生活方式阶段（可改变和逆转）。

这个阶段没有任何生理指标异常和疾病，但血糖、血压、血脂等因素正在从量变到质变的路上，如果不及时纠正生活方式，身体就会逐渐出现一项、多项生理指标异常，甚至出现器质性病变。

2. 第二阶段（欲病） 生理指标异常阶段（可改变和逆转）。

这个阶段血压、血糖、血脂、体重等生理指标开始出现异常，是疾病形成的关键期，通过生活行为、心理调节或药物治疗，甚至不需要药物治疗，即可以将这些指标控制在正常水平，以有效防止慢性病的发生。

3. 第三阶段（已病） 在心脑血管疾病、糖尿病、肿瘤等慢性病阶段，身体已经出现了器质性病变，病情多为不可逆转，最需要做的是防止病情的恶化、复发。在这一阶段，如果对生活方式和心理还不做调整，随时可能出现致残、致命的后果。

第二节　慢性病不可变的危险因素

慢性病不可变的危险因素主要包括年龄、性别、遗传和种族等。了解这些因素有助于我们更好地认识慢性病的发病规律，从而采取有效的措施进行预防和管理。

一、年龄

随着年龄的增长，身体逐渐老化，慢性退行性疾病也随之而来，这是不可抗拒的自然规律。年龄增大，患各种慢性病的风险也随之增加。虽然慢性病多发生在中老年人身上，但其病变的积累往往从青少年时期已开始。因此，慢性病的防治工作开始得越早越好。

为什么同样年龄的老年人，有的已经病入膏肓，而有的却能吃能睡、精神焕发、身体硬朗，甚至比很多中青年人身体还要好？这主要是与他们的生活方式相关。年龄是不可改变的，但健康的生活方式和态度却可以随时调整。一个80岁的人，如果拥有健康的生活方式和态度，他的身体状态可能像50岁的人一样；反之，一个50岁的人，如果生活方式不健康，他的身体状态可能像80岁的人一样。

慢性病管理的目标是让每个人尽量不生病或少生病，能够健康优雅地老去。通过积极的生活方式干预和健康管理，我们可以延缓慢性病的进程，提高生活质量，让晚年生活更加美好。

二、性别

人们常说，男性相较于女性更容易患病，且患病时间更早，寿命相对较短，这一观点实际上是有研究依据的。两种性别在社会中所扮演的角色不同，这直接导致他们在生活方式和心理健康程度上存在差异。相较于女性，男性更可能养成吸烟、饮酒、熬夜等不良习惯，并且面临更大的生活压力。因此，与女性相比，男性更容易受到慢性病的侵袭，也更需要具备预防慢性病的意识。

与绝经前的女性相比，男性往往伴随着更多的危险因素，男性患心血管疾病的可能性更大，且发病时间更早。在肿瘤方面，除了少数妇科肿瘤以外，多数肿瘤的发病率也是男性高于女性。因此，从某种程度上说，男性本身就是一个危险因素。

然而，女性在绝经后，心血管疾病的发病危险程度会迅速上升，并逐渐与同年龄段的男性持平。许多中老年女性发现，与绝经前相比，她们的身体逐渐发胖，骨质疏松程度也越来越高。

因此，女性需要意识到绝经是关乎健康的一个转折点，从此时要开始更加关注自己的生活方式和健康状况。她们需要控制饮食，增加运动量，否则可能很快进入慢性病的预备队伍。

三、遗传

基因在决定我们的肤色、体型、面容、性格及某种疾病的易感性方面发挥着重要作用。例如，当两位携带同一隐性耳聋基因的男女结婚，他们的子女有25%的可能性会耳聋。基因既能产生负面影响，也能带来积极影响。

疾病的易感性可以理解为在相同环境下，不同个体或群体患病的风险差异。对于个体而言，易感性通常与个体的遗传特征、生理状态、生活习惯等因素有关。

尽管基因无法改变，但最新研究表明，生活方式可以对基因表达产生影响。不健康的生活方式可能会诱发基因对疾病的易感性。

高血压、糖尿病、血脂异常、肥胖、冠心病、脑卒中和肿瘤等疾病均属于多基因遗传病，它们的遗传性受多基因控制。每个基因的作用可能微弱，但其作用具有累加效应，致病基因越多，患病的可能性就越大。

一个人是否容易患病，是由遗传因素、环境因素和心理因素等共同决定的。这种易感性只有在达到一定程度时才会导致疾病的发生。

在常见慢性病中，遗传度从高到低依次为高血压、2型糖尿病、冠心病、血脂异常、脑卒中、肥胖和肿瘤。

如果父母患有某种慢性病，则其子女患该病的风险会高于没有遗传背景的人。而且，如果已发病患者与自己的亲缘关系越密切、发病时间越早、病情越重、亲属中发病人数越多，那么该病的遗传性就越强。

然而，生活方式可以改变基因的易感性。即使遗传度很高，如果严格控制生活方式、环境、心理方面的不良影响，也能将遗传的疾病易感性降低到不发病的程度。

因此，遗传背景越高的人，就越需要加强对“可干预”危险因素的控制。只讲遗传而忽视对可改变的危险因素干预的观点是完全错误的。实际上，80%以上的心脏病、脑卒中和糖尿病，以及40%以上的肿瘤是可以预防的。

我们常常看到，同一对父母生的孩子，他们到了50岁，为什么有的身体健康，有的血压高、血糖高，甚至过早地患上心脑血管病、肿瘤等不治之症？儿子比父亲血压高、女儿比母亲胖，这样的情况屡见不鲜。这究竟是遗传的作用，还是生活方式的作用？

通过一段时间的锻炼或体力劳动，肌肉会变得发达，身体也会变得强壮。然而，一旦停下来，天天躺着或坐着，过不多久身体会变得虚弱无力。

为什么我们下一代的身高普遍比上一代高？其主要原因是营养改善影响了基因的易感性。

综上，好的生活方式能让基因更多地表达健康的信息。

四、种族

种族因素也可能影响慢性病的发病风险。不同种族的人群在遗传背景、生活方式及环境暴露等方面存在差异，这些差异可能导致某些慢性病在不同种族中的发病率有所不同。

第三节　慢性病可变的危险因素

（1）饮食：不合理的膳食结构是慢性病的重要危险因素之一。长期高盐、高糖、高脂肪饮食，以及蔬菜、水果等富含维生素和微量元素的食物摄入不足，都可能增加患慢性病的风险。

（2）运动：缺乏运动是慢性病的另一个重要危险因素。适量的运动可以增强体质，提高免疫力，降低患病风险。

（3）吸烟与饮酒：吸烟和过量饮酒都是不良的生活方式，会显著增加患慢性病的风险。吸烟与多种癌症、心血管疾病等慢性病密切相关；而过量饮酒则与肝病、心血管疾病等慢性病相关。

（4）睡眠：不规律的作息和睡眠不足也影响身体健康，增加患慢性病的风险。

（5）心理因素：长期的精神紧张、压力过大、焦虑、抑郁等精神因素也可导致免疫系统紊乱、内分泌失调等，从而增加患慢性病的风险。保持心理平衡对于预防慢性病同样重要，积极的心态和良好的情绪有助于降低患慢性病的风险。

（6）体重：超重和肥胖是多种慢性病的重要危险因素。通过合理的饮食和适量的运动来控制体重，可以降低患慢性病的风险。

（7）血压、血糖及血脂等也是慢性病的重要可变因素。通过定期监测和控制这些指标，可以降低慢性病的发生风险。

第四节　慢性病的防控

预防慢性病的关键在于自己。慢性病主要是生活方式病，而生活方式的选择权完全掌握在自己手中。

尽管年龄、性别、遗传、种族等因素也可引发慢性病，但这些因素占比不大，并非决定性因素。相比之下，生活方式是一个可改变的因素，它直接影响着慢性病的发展轨迹，是决定慢性病状况的关键因素。

为了预防慢性病，我们应该尽量避免过多摄入油炸食品、高糖和高脂肪食物。如果每天沉迷于烧烤、甜食等高油高糖的不健康食品，将对身体健康造成极大威胁。

生活方式是可塑的，也是可以优化的。通过调整生活方式，使其更加科学和健康，我们的身体状况将得到显著改善，患慢性病的风险也会相应降低。同时，慢性病的形成和发展速度也会得到有效控制。

目前，我国慢性病防控策略以基层社区为中心，建立了“三级预防”体系。

（1）一级预防：防生病。通过控制慢性病的危险因素，降低其发病率。以高血压为例，如果患者在未病前能认识到高盐饮食、肥胖、缺乏运动和不良情绪等是引发高血压的重要原因，并积极采取控制措施，如减少高盐食物摄入、管理体重和压力情绪等，那么高血压就可能得到有效预防。

（2）二级预防：防并发症。一旦患上高血压等慢性病，需要更加关注并发症的预防。除了药物治疗外，饮食、运动等生活方式干预也是必不可少的。

（3）三级预防：防死亡。降低慢性病患者的病死率。对于严重慢性病如脑梗死的患者来说，三级预防尤为重要。此时，生活方式等综合干预对于提高治疗效果和延长患者生命具有重要意义。

国家慢性病防控工作主要集中在一、二级预防上，并以一级预防为重点。通过加强健康教育和推广健康生活方式，我们可以更有效地预防和控制慢性病的发生和发展。

第五节　慢性病的认识误区

误区一：将慢性病管理等同于治疗。

实际上，慢性病管理的目标并非仅仅是治愈疾病，而是旨在减少生病、避免生病，追求老而不衰、病而不残、残而不死的状态，确保生活能够自理。具体而言，慢性病管理的目标如下：在未病时预防疾病，避免或减少生病；在欲病时控制疾病，逆转“八高一少［高血压、高同型半胱氨酸、高血脂、高血糖、高尿酸、高体重（肥胖）、吸烟多、饮酒多，动得少］”的进程，并防止并发症的发生；在已病时防止病情恶化，避免致残、癌变和猝死。

要想远离慢性病，避免其带来的伤害，就必须树立预防的观念来进行慢性病管理。尽管“预防为重”这一观点已广为人知，但很多人只是听听而已，并未真正落到实处，未能做到知行合一。很多人知道预防的重要性，但却没有付诸实践；或者知道要预防，但却不知道如何去做，只是知其然而不知其所以然。

误区二：认为治疗慢性病就是长期吃药。

慢性病的根源在于生活方式的问题。治疗慢性病并非不能吃药，吃药多只是对症治疗。要有效治疗慢性病，必须从饮食、运动、心理等生活方式方面进行全面的改善。因此，不能将慢性病的治疗简单地等同于长期吃药。

遗憾的是，很多患者将慢性病的治疗与吃药画等号，认为治疗慢性病就是长期吃药，或者进行手术（如放置支架等）。实际上，慢性病是多因一果的疾病。既然生活方式是慢性病的诱因，那么改善生活方式就是在治疗慢性病。很多患者在优化生活方式后，其效果甚至比药物还要好。因此，优化生活方式是治疗慢性病的根本之策，是对因处理。

第六节　慢性病必须综合干预

在目前的临床治疗中，医患双方对于预防的观念普遍较为淡薄。事实上，当慢性病发展到终末期时，单纯的临床诊疗手段和技术往往显得力不从心，无论是医生还是患者，都可能感到效果不理想。因此，对慢性病进行系统性管理显得尤为重要。我们必须更新观念，重新审视慢性病的潜在危害，并深刻认识到提前预防及生活方式综合干预的重要性和紧迫性。关键在于将这一认识转化为日常行动，并长期坚持，这样才能真正有效控制并预防慢性病，否则对慢性病我们将面临无解的困境。

慢性病之所以可以预防，是因为存在预防的基础。在众多导致慢性病形成的因素中，生活方式因素占据了高达60%的比例。

这好比一棵因果树，其树根深深扎根于生活方式之中。如果生活方式不健康，树干上就会孳生大量慢性炎症，这些不受控制的慢性炎症最终会结出慢性病的恶果。

一、静脉注射和输液对预防慢性病有用吗

在慢性病的管理中，应避免非紧急情况下的静脉注射和输液治疗，而应采取积极的生活方式调整，有效管控慢性病病情。

静脉注射和输液适用于急性症状的处理，如心绞痛剧烈、血管堵塞达90%以上的紧急情况，一旦情绪激动，可能导致心肌梗死，这时患者需马上接受输液治疗。

实际上，中老年人在春秋两季前往医院接受输液治疗以扩张血管的做法是一个误区。许多中老年人因不科学地使用扩张血管等药物，将导致血管瘤的发病率上升。对于心脑血管疾病的预防而言，仅靠每年1～2次的输液并无显著效果。遵循医嘱服药，并结合改善不良生活习惯，才是预防心脑血管疾病的有效策略。

从治疗效果来看，输液与口服药物在疗效上并无显著差异，输液能迅速控制急性症状，防止病情恶化，但在慢性病管理上并无明显优势。

从安全性角度考量，频繁的输液会对血管造成较大伤害，针头刺入和药液刺激均可导致血管壁损伤，容易引发静脉炎甚至静脉血栓，进而可能诱发新的血管疾病。对于心力衰竭患者而言，过量或过快的输液会增加血容量和心脏负担，导致肢体水肿和肺水肿。

总而言之，重症监护室才是进行输液治疗的主要场所。重症监护室的慢性病患者大多是处于慢性病终末期或晚期，他们需要接受紧急抢救，包括输液治疗。

二、水流一地，先拖地还是先关水龙头

慢性病管理的核心原则在于从生活方式的源头上进行综合干预。试想，如果家中的水龙头未关紧，导致自来水溢出水池，水流一地，此时应当首先采取的行动是关闭水龙头，随后再使用拖把、簸箕和水桶等工具清理地面上的积水。

在这个比喻中，持续流水的水龙头是疾病的根源，即不健康的生活方式。若生活方式未得到改善，就如同水龙头未被关紧，问题将持续存在。遗憾的是，许多患者仅依赖于医院的诊疗和居家的药物治

疗，却忽视了饮食习惯等生活方式的根本性调整，这正是慢性病管理中的一大误区。

慢性病管理的重点在于预防观念的确立。我们应秉持“预防为主，防治结合”的原则，首要任务是进行预防管理，以尽量减少疾病发生后的处理需求。所谓“处理”，是指在患病后前往医院就医的行为。

以河道治理为例，若仅在下游努力，而忽视上游的防治，洪水将难以得到有效控制。同样，一旦患上慢性病，我们应针对其病因和源头，对慢性病的危险因素进行全面综合的干预。

【 第四章 】

不健康生活方式结出的“恶果”：慢性病

如果把身体比作树，不健康生活方式比作树根，慢性炎症、氧化应激和肠道菌群失衡分别是树干、树枝等，慢性病则是树枝上结出的“恶果”。

慢性病如心脑血管疾病、糖尿病、肥胖症等，已成为现代社会的常见健康挑战。这些疾病的发病与多种因素有关，但不健康的生活方式无疑是其中最为关键的一环，是慢性病发生的主要源头。

不健康生活方式通常指的是一系列不利于身体健康的行为和习惯，包括不合理的饮食、缺乏运动、吸烟、过量饮酒及心理压力大等。

第一节　不合理饮食结出的慢性病“恶果”

不合理饮食往往导致营养摄入不均衡，从而引发营养失衡。这种失衡可能表现为营养不足或营养过剩，两者都会对慢性病的发生和发展产生影响。

1. 心血管疾病　不合理饮食，特别是高盐、高脂饮食，是高血压、动脉粥样硬化、冠心病等心血管疾病的重要危险因素。高盐饮食会导致血压升高，增加心脏负担；高脂饮食则会导致血脂异常，促进动脉粥样硬化的形成。

2. 糖尿病　高糖饮食和肥胖是导致糖尿病的重要因素。高糖饮食会使血糖水平升高，长期高血糖状态会损害胰岛功能，引发糖尿病。

3. 癌症　不合理饮食与多种癌症的发生有关。例如，过量摄入红肉和加工肉制品可能增加患结直肠癌的风险；缺乏膳食纤维的摄入则与大肠癌的发病有关。

4. 其他慢性病　不合理饮食还可能引发慢性肝炎、肺气肿、慢性肾衰竭等其他慢性病。这些疾病的发生与膳食中某些营养素的缺乏或过量摄入密切相关。

5. 对特定人群的影响　老年人和儿童等弱势群体由于身体功能相对较弱，对不合理饮食的耐受力较差，因此患慢性病的风险更高。例如，儿童期营养不良可能影响其智力发育和身体素质；而老年人由于身体功能下降，对不合理饮食的适应能力减弱，更容易患上多种慢性病。

第二节　缺乏运动结出的慢性病“恶果”

缺乏运动对慢性病的影响是显著的，它不仅是慢性病的重要危险因素之一，还可能加剧慢性病的发展进程。

一、增加慢性病发病风险

1. 心血管疾病　缺乏运动是心血管疾病的主要危险因素之一。不运动导致血管壁逐渐硬化，血液循环不畅，容易形成血栓，增加心脏负担，提高心脏病发作和脑卒中的风险。

2. 糖尿病　缺乏运动导致热量储存，脂肪增多，容易出现胰岛素抵抗，从而增加患2型糖尿病的风险。

3. 癌症　运动量少会使免疫细胞减少，导致抵抗力低下，增加感染、患癌概率。有研究显示，运动不足与子宫癌、绝经后乳腺癌、青年人中的结直肠癌发病率持续上升有关。

4. 骨质疏松　长期运动不足，使全身骨骼、关节得不到良性刺激，从而影响骨代谢，易导致成年人骨折、中老年人骨质疏松的风险大大增加。

二、加剧慢性病发展进程

对于已经患有慢性病的人群，缺乏运动可能加剧病情的发展。例如，对于高血压患者而言，缺乏运动可能导致血压控制不佳，增加患心血管疾病的风险。对于糖尿病患者而言，缺乏运动可能加重胰岛素抵抗，使有效血糖控制更加困难。

三、影响心理健康

缺乏运动不仅影响身体健康，还可能对心理健康产生负面影响。研究表明运动对抗抑郁和抗焦虑有积极效果。缺乏运动导致身体无法释放使人愉悦的激素，容易使人情绪低落，增加出现心理健康问题的风险。

第三节 心理压力结出的慢性病“恶果”

心理压力即精神压力，是指个体在面对各种挑战和困境时所产生的紧张、焦虑、抑郁等心理状态。心理压力可以来自社会、生活和竞争等多个方面，如家庭生活的负担、学习的繁重、人际关系的紧张、工作压力等。

心理压力对慢性病的影响如下。

1. 免疫系统受损 心理压力会削弱免疫系统的功能，降低身体对病原体的抵抗力，从而增加感染的风险。长期免疫系统受损还可能导致慢性炎症的发展，这是许多慢性病发生的基础。

2. 内分泌系统失衡 心理压力会激活下丘脑-垂体-肾上腺轴，导致应激激素的分泌增加。长期过量的应激激素会干扰正常的生理过程，如血糖调节、血压控制等，进而增加慢性病发生的风险。

3. 心血管系统反应 心理压力会导致心率加快、血压升高，长此以往可能引发高血压、心脏病等心血管疾病。此外，心理压力还可能影响血脂代谢，增加动脉粥样硬化发生的风险。

4. 情绪障碍 心理压力过大会引发或加剧焦虑、抑郁等情绪障碍。这些情绪障碍不仅会影响患者的生活质量，还可能通过影响生理系统来加剧慢性病的症状。

5. 行为改变　长期承受心理压力可能导致个体采取不健康的行为方式，如吸烟、过量饮酒、暴饮暴食等，这些行为都是慢性病发生的危险因素。

此外，心理压力与慢性病会相互作用，慢性病导致心理压力，慢性病的长期治疗和康复过程可能给患者带来沉重的心理负担，增加心理压力。例如，疼痛、不适、治疗费用、对工作和生活的影响等都可能成为患者的压力源。同时，心理压力也会加剧慢性病，心理压力通过影响生理和心理健康来加剧慢性病的症状。例如，焦虑、抑郁等情绪障碍可能导致患者不遵医嘱、忽视病情、采取不健康的行为方式等，从而影响治疗效果，加速疾病的进展。

第四节　睡眠不足结出的慢性病“恶果”

睡眠不足是一个普遍存在的健康问题，指个体没有得到足够的睡眠时间，无法满足其生理和心理需求。对于大多数成年人来说，推荐的睡眠时间为每晚7～9小时。睡眠不足不仅是多种慢性病的重要危险因素，还可能加剧已患慢性病的病情。

睡眠不足对慢性病的影响如下。

1. 心血管疾病　睡眠不足会导致血压升高、心率不稳，增加心脏负担，从而增加患心血管疾病的风险。多项研究显示，长期睡眠不足与高血压、心脏病、脑卒中等心血管疾病密切相关。例如，如果每天睡眠时间少于6小时，患高血压的风险可增加300%～400%。

一项基于中国慢性病前瞻性研究（40万人9年随访数据）的分析提示，每天睡眠时长≤6小时或≥9小时，心血管疾病发生风险均增加，尤其是每天睡眠时长≤5小时的风险显著增加。

2. 糖尿病　睡眠不足会影响胰岛素分泌和血糖控制，增加患糖尿病的风险。研究显示，每天睡眠时长≤5小时的人，患糖尿病的风险增加2.95倍。

3. 免疫系统紊乱 睡眠不足会使免疫系统功能下降，降低身体抵抗力，增加患感染性疾病的风险。长期睡眠不足还可能导致慢性炎症进展，从而增加患慢性病的可能性。

4. 加剧慢性病患者的病情 对于已经患有慢性病的人群，睡眠不足可加剧病情的发展。例如，对于高血压患者而言，睡眠不足可能导致血压控制不佳，增加患其他心血管疾病的风险；对于糖尿病患者而言，睡眠不足可能加重胰岛素抵抗，使有效血糖控制更加困难。

5. 对心理和情绪的负面影响 睡眠不足还会对个体的心理和情绪产生负面影响。研究显示，睡眠不足会减少积极情绪（如快乐、幸福和满足感），增加焦虑症状（如心率加快和忧虑增加）。长期睡眠不足还可能导致抑郁症、焦虑症等心理健康问题的发生。

6. 其他 还与呼吸系统疾病、消化系统疾病、皮肤病、肿瘤等多种慢性病有着直接或间接的关系。

第五节 吸烟和过量饮酒结出的慢性病“恶果”

吸烟和过量饮酒对慢性病的影响是多方面的，这些行为不仅可能增加慢性病的发病风险，还可能加剧慢性病患者的病情发展。

一、吸烟对慢性病的影响

1. 呼吸系统疾病 吸烟是导致肺癌和慢性阻塞性肺疾病（COPD）的主要原因。长期吸烟会损害呼吸道黏膜，降低肺功能，增加患呼吸系统疾病的风险。

2. 心脑血管疾病 吸烟与心脏病、脑卒中等心脑血管疾病密切相关。烟草中的有害物质可导致血管炎症和动脉粥样硬化，增加患心脑血管疾病的风险。

3. 癌症 吸烟还与多种癌症的发病有关，包括口腔癌、喉癌、食管癌、胃癌、肝癌、胰腺癌、膀胱癌、宫颈癌等。吸烟量越大、吸烟年限越长，患癌风险越高。

4. 吸烟对胎儿和孕妇的危害尤为显著 可能导致新生儿出生缺陷、早产，以及孕妇和胎儿的多种健康问题。

5. 其他 吸烟还可能增加患肺结核、肺栓塞、睡眠呼吸暂停综合征等疾病的风险。

二、过量饮酒对慢性病的影响

1. 肝脏疾病 长期过量饮酒会导致脂肪肝、酒精性肝炎、肝硬化甚至肝癌等肝脏疾病。

2. 心脑血管疾病 过量饮酒会导致心脏肥大、心律失常等心脑血管疾病，还会增加高血压、脑卒中等风险。

3. 代谢性疾病 过量饮酒会导致血糖大幅波动，增加患糖尿病的风险；同时，酒精产生的热量也会导致肥胖和血脂异常。

4. 癌症 饮酒与口腔癌、喉癌、食管癌等多种癌症的发病有关。

5. 加剧慢性病患者的病情 过量饮酒可能会加重慢性病患者的病情，增加并发症的风险。例如，糖尿病患者过量饮酒可能导致血糖失控；高血压患者过量饮酒可能导致血压急剧升高，引发心脑血管疾病。

6. 与药物相互作用 慢性病患者通常需要长期服用药物，而酒精可能与某些药物发生相互作用，影响药物的代谢和吸收，从而降低治疗效果或增加发生不良反应的风险。

第六节 社交孤立结出的慢性病“恶果”

社交孤立对慢性病具有显著的影响。

1. 增加患病风险 社交孤立可能导致个体更容易患上某些慢性病。研究表明，社交孤立人群心脏病的发病概率比非社交孤立人群高29%，且死亡的概率也更高。这种风险增加的现象在慢性病中尤为显著，因为慢性病往往需要长期的管理和干预，而社交孤立可能妨碍了个体获得这些必要的支持和资源。

2. 促进炎症反应 社交孤立与炎症相关的基因表达增加有关，这可能导致身体长时间处于炎症状态。

3. 易形成不健康的生活方式 如缺乏运动、不均衡饮食等。

4. 可导致心理问题 社交孤立人群更易出现抑郁、焦虑等心理问题。这些心理问题不仅直接影响个体的生活质量，还可能通过影响生理机制（如免疫系统功能）而间接促进慢性病的发生和发展。

5. 可能难获得必要的医疗资源和服务 社交孤立人群的社交网络较小，可能在就医、咨询等方面面临更多困难。这可能导致慢性病的诊断和治疗被延误，进而加重病情或增加并发症的发生风险。

〖 第五章 〗

“健康革命”：健康生活方式医学

如果想让生命树结出健康的果实，而不是恶果，需要从树根做起，用健康的生活方式培育树根，远离不健康的生活方式。健康生活方式医学是让人回归健康生活的医学。

中国工程院院士、国家心血管病中心主任、中国医学科学院阜外医院院长胡盛寿指出，不良的生活方式是全球范围内导致慢性病的最主要因素，生活方式干预可以起到事半功倍的效果，健康生活方式医学正是现代医学模式发展和疾病谱变化的必然选择，发展健康生活方式医学是推进健康优先发展战略最有效、最经济的手段。

生活方式医学正以其独特的理念和科学的方法深刻改变着人们的健康观念和健康实践。

第一节　生活方式医学的起源与发展

生活方式医学的概念最早由美国的Ernst L. Wynder教授在1988年提出。当时，随着慢性病发病率的上升，人们开始意识到生活方式与疾病之间的密切关系，生活方式医学应运而生。

在相关概念提出后的几年里，生活方式医学逐渐得到学术界的关注和认可。学者开始从不同角度探讨生活方式与疾病的关系，并尝试通过干预生活方式来预防和治疗慢性病。

1999年，美国的James M. Rippe教授出版了第一部《生活方式医学》（*Lifestyle Medicine*）专著，这标志着生活方式医学作为一个独立学科的初步建立。该专著为生活方式医学的发展奠定了理论基础，并推动了该领域的进一步研究和实践。2004年《生活方式医学》（第3版）的中文翻译版正式出版。

2004年，美国成立了生活方式医学会（ACLM），这是第一个为临床医生专门使用生活方式干预治疗和管理疾病的国家专业协会。随后，欧洲、大洋洲、亚洲等地也相继成立了生活方式医学会，共同推动了生活方式医学在全球范围内的发展和普及。

各国政府和国际组织开始重视生活方式医学的发展。例如，中国在《“健康中国2030”规划纲要》和《健康中国行动（2019—2030年）》中均提出了推广健康生活方式的目标和要求，为生活方式医学的发展提供了政策支持和保障。

第二节 健康生活方式医学的干预措施

健康生活方式医学的干预措施旨在通过全面改变生活方式来积极应对慢性病的深层原因，预防、治疗和逆转慢性病。

一、健康检测与风险评估

健康检测内容包括基本生理指标如体重、身高、体重指数（BMI）、血压、心率等，血液生化指标如血糖、血脂、肝功能、肾功能等，影像学和功能性指标如X线成像、CT、MRI、心电图、肺功能等。

评估个体在营养、身体活动、压力管理、社交支持和环境接触等方面存在的不利于健康的风险因素。通过问卷调查等多种手段，对个体的生活方式进行全面评估。

二、健康行为改变咨询

根据健康风险评估的结果，通过面对面的咨询、电话咨询、网络咨询等形式，帮助个体了解自身存在的问题，并制订行为改变计划。

三、生活方式调整（六大支柱）

1. 营养干预 提倡多摄入蔬菜、水果和全谷类食物，适量摄入无脂或低脂乳制品、鱼、家禽、豆类、坚果和植物油，限制高饱和脂肪酸和反式脂肪酸食物的摄入，限制加工食物和高糖食物的摄入。

减少钠盐摄入，每人每日食盐摄入量不超过5g，同时注意隐性盐的摄入。

2. 运动干预 推荐进行中等强度的有氧运动，如快走、慢跑、游泳等，每周至少进行5天，每次持续30分钟以上。通过减少热量摄入和增加体力活动来控制体重，这对超重和肥胖者尤为重要。

3. 心理压力管理 帮助个体识别和改变不良的思维和行为模式，以减轻心理压力。通过定期随访和激励措施，鼓励个体持续进行心理压力管理。

4. 睡眠管理 通过一系列措施来确保个体获得高质量的睡眠，从而促进身心健康。

5. 戒烟限酒 对于吸烟者，鼓励其戒烟；对于饮酒者，建议限制酒精摄入量。

6. 社交支持 鼓励个体与家人、朋友和社区成员建立积极的社交网络，以获得情感支持和社会支持。

四、综合干预模式

生活方式医学的干预措施通常需要综合应用，即结合药物治疗和生活方式干预措施。例如，对于高血压患者，除了进行上述生活方式干预外，通常还需要结合降压药物进行治疗。

第三节 健康生活方式医学的应用效果

健康生活方式医学的应用效果体现在疾病预防、疾病管理与康复、提高生活质量、经济效益及社会影响等多个方面。

一、疾病预防

1. 降低慢性病发病风险 生活方式医学通过干预个体的生活

方式，如调整饮食结构、增加身体活动、改善睡眠质量等，可以显著降低心血管疾病、糖尿病、肥胖症、高血压等慢性病的发病风险。多项研究表明，强化生活方式干预可以使慢性病的发病率降低30%～50%。

2. 预防肿瘤 通过避免致癌因素、保持健康的生活方式，可以有效预防肿瘤的发生。

二、疾病管理与康复

1. 改善疾病症状 对于已经有慢性病的患者，健康生活方式医学的干预措施可以显著改善其健康状况。例如，冠心病患者在接受生活方式干预后，心绞痛、心力衰竭等症状得到明显缓解。

2. 促进康复 对于肿瘤患者，健康生活方式医学的干预措施如合理膳食、适量运动等，有助于促进康复，提高生活质量，并可能增强抗肿瘤能力。

三、提高生活质量

1. 改善身心健康 健康的生活方式不仅关注身体健康，还关注心理健康。通过优化生活方式，个体可以在身体、心理和社会功能等方面得到全面改善，从而提高生活质量。

2. 增强幸福感和满足感 健康的生活方式有助于减少焦虑和抑郁等心理问题，增强个体的幸福感和满足感。

四、经济效益

1. 降低医疗费用 健康生活方式医学的干预措施相对简单且成本较低，效果却非常显著。通过预防疾病的发生和延缓疾病的进展，可以显著降低医疗费用支出。

2. 提高社会生产力 健康的员工意味着更高的工作效率。通过在企业中推广健康生活方式医学理念，可以提高员工的健康状况，进而提高企业的整体绩效和社会生产力。

五、社会影响

1. 促进公共健康 健康生活方式医学的应用有助于提升整个社会的健康水平。通过制定和实施公共健康政策、开展健康教育和宣传活动等方式，推动全社会形成健康的生活方式氛围。

2. 推动医学模式转变 健康生活方式医学的发展推动了医学模式的转变，从传统的以治疗为中心向以预防为中心转变。这种转变有助于更好地应对慢性病的挑战，提高医疗服务的整体质量和效果。

第四节 健康生活方式医学的现状

一、公众认知度提升

随着健康意识的普及和慢性病发病率的上升，越来越多的公众开始认识到生活方式与健康之间的紧密联系，对健康生活方式医学的认知度也在逐步提高。人们开始关注通过改变生活方式来预防和管理慢性病。

二、医学界认可

健康生活方式医学在医学界得到了广泛的认可。越来越多的医生和医疗机构开始将生活方式干预纳入临床治疗方案中，与药物治疗、手术治疗等传统治疗手段相结合，共同发挥治疗作用。

三、学科体系完善

生活方式医学属于交叉学科领域，已经形成了相对完善的学科体系。它融合了营养科学、运动生理学、心理学、社会学等多个学科的知识和技术，为慢性病的预防、治疗和康复提供了全面的解决方案。

四、临床实践丰富

在临床实践中，健康生活方式医学的应用越来越广泛。医疗机构通过制订个性化的生活方式干预方案，帮助患者建立健康的生活方式，从而改善健康状况、提高生活质量。例如，针对心血管疾病、糖尿病、肥胖症等慢性病患者，通过饮食调整、运动指导、压力管理等手段进行干预，取得了显著的临床效果。

五、政策支持

各国政府开始重视生活方式医学的发展，并出台了一系列相关政策来推动其普及和应用。例如，我国政府在《“健康中国2030”规划纲要》和《健康中国行动（2019—2030年）》中均提出了推广健康生活方式的目标和要求，为生活方式医学的发展提供了政策支持和保障。国际上也加强了对生活方式医学的推广和合作。各国生活方式医学会的成立及国际的学术交流与合作，共同推动其在全球范围内的普及和发展。

六、科技创新与个性化干预

随着大数据、人工智能等现代科技的发展，健康生活方式医学的个性化干预和精准医疗水平不断提升。通过采集和分析患者的健康数据，可以制订更加精准、个性化的生活方式干预方案，提高干预效果。同时，一些健康管理平台和应用程序也开始涌现，为患者提供更加便捷、高效的生活方式管理服务。这些平台通过智能化、个性化的健康管理方案，帮助患者更好地掌握自己的健康状况，调整生活方式，预防和管理慢性病。

尽管健康生活方式医学在发展过程中取得了显著成效，但仍面临一些挑战。例如，公众对健康生活方式医学的认知度仍需提高；生活方式干预措施的实施需要个体的高度配合和长期坚持；专业人才短缺等问题也需要得到解决。

未来，随着人们对健康需求的不断提高及医学模式的不断转变，健康生活方式医学有望在预防和治疗慢性病、提高公众健康水平等方面发挥更加重要的作用。同时，随着科技的不断进步和创新，健康生活方式医学的个性化干预和精准医疗水平也将不断提升，为患者提供更加优质、高效的健康管理服务。

第五节　健康生活方式医学弥补现代医院治疗的缺失

健康生活方式医学在多个方面弥补了现代医院治疗的缺失。它以一种全新的健康管理模式，为患者的全面健康提供了有力的保障。现代医院擅长疾病的诊断和治疗，而健康生活方式医学则擅长通过改变生活方式来预防疾病和促进康复。两者结合可以形成更加全面、有效的健康管理体系。

一、慢性病管理的强化

现代医院治疗在慢性病管理方面往往侧重于药物治疗和手术治疗等，而忽视了生活方式干预的重要性。生活方式医学则强调通过改变不良生活方式来预防和控制慢性病，如心脑血管疾病、糖尿病、肥胖症等。它提供了一套系统化的方法，包括饮食调整、运动锻炼、心理调适等，帮助患者形成健康的生活习惯，从而有效控制疾病进展，减少并发症的发生。

二、患者自我管理能力的提升

现代医院治疗往往注重医生的主导作用，而忽视了患者的自我管理能力。健康生活方式医学则注重培养患者的自我管理能力，通过健康教育和指导，帮助患者了解自己的身体状况，掌握疾病管理的基本知识和技能，从而能够更好地控制疾病，提高生活质量。

三、预防医学的补充

健康生活方式医学强调预防医学的理念，通过对生活方式的干预来降低患病风险。它提倡定期进行健康检查，及时发现并处理潜在的问题，从而避免疾病的发生或恶化。

四、个体化治疗的实现

现代医院往往采用标准化的治疗方案，而忽视了患者的个体差异。健康生活方式医学则注重个体化治疗，根据患者的具体情况制订个性化的生活方式干预方案。这种个体化的方案能够更好地满足患者的需求，提高治疗效果。

五、长期健康管理的延续

现代医院治疗往往注重短期疗效，而忽视了长期健康管理的重要性。健康生活方式医学则强调长期健康管理，鼓励患者长期坚持健康的生活方式，通过定期随访和跟踪管理，确保患者能够持续保持健康状态，减少疾病的复发和恶化。

六、心理和社会支持的加强

现代医院治疗往往侧重于生理层面的治疗，而忽视了心理和社会支持的重要性。健康生活方式医学则注重患者的心理和社会支持，通过心理咨询、社交活动等方式，帮助患者缓解压力、增强信心，从而更好地应对疾病和生活的挑战。

实践案例

大庆研究

20世纪80年代，糖尿病在西方国家已经开始流行，其患病率迅速上升，我国医学工作者敏锐地意识到随着物质生活水平的提高，糖尿病等慢性病在我国也可能迅速流行。面对全球糖尿病防治的困局，大庆油田总医院与中日友好医院携手，研究生活方式干预对预防糖尿病及其并发症的效果，探索糖尿病的预防策略。

一、研究方法与内容

该研究于1986年在我国大庆市启动，研究纳入了540名糖耐量异常（正常血糖向糖尿病过渡的异常糖代谢状态）的参与者，并随机分为干预组和对照组。

干预组接受为期6年的生活方式干预，包括健康饮食、加强锻炼或两者兼施；对照组则维持原有生活方式。

试验结束后，研究团队对参与者进行了长达30年的随访监测，评估死亡、心血管事件和并发症的发生情况。

二、研究成果与影响

1. 首次证明糖尿病可预防　大庆研究在世界上首次证明，通过简单的生活方式干预，能显著降低糖尿病的发病率。这一发现对于全球糖尿病防治具有重要意义。

2. 长期随访结果显著　结果显示，6年的生活方式干预可使糖尿病发生率降低30%～50%。

长期随访发现，干预效果具有持久性，能够显著推迟糖尿病的发病时间，并降低心血管事件和并发症的风险。

最新研究发现，若能推迟糖尿病发病4年，可在其后20年减少全因死亡风险26%、心脑血管病风险37%；若推迟6年，则风险降低可达40%。

3. 提出“大庆方案” 大庆研究提出了预防糖尿病及其并发症的“大庆方案”，为全球糖尿病预防提供了中国经验。

4. 国际影响 大庆研究被国际权威医学期刊《自然医学》列为过去100年糖尿病相关领域的重要里程碑事件之一。

大庆研究的成果被世界700多家机构、350多家医学期刊引用超过1万次，成为全球糖尿病研究领域的“高峰”，与芬兰糖尿病预防研究（DPS）和美国糖尿病预防计划（DPP）研究并称为糖尿病一级预防的里程碑，改变了世界糖尿病学者对糖尿病预防的认知。

〖 第六章 〗

健康生活方式医学新实践：“115健康平衡方法”

“115健康平衡方法”是健康生活方式医学理论在实践中的具体应用，是在医学、营养学、心理学、运动学和药学等方面的理论和实践基础上总结出来的。这套方法并不高深，也不艰涩难懂，可帮助大众能够掌握、拥有防治慢性病的武器，在轻松应对疾病的同时提高生命和生活质量。

“115健康平衡方法”是指“一提高，一监测，五处方”，具体如下。

一提高：提高健康素养，包括健康理念知识、健康行为、健康技能。

一监测：健康监测，包括体检、针对某种疾病的监测和针对身体功能的监测。

五处方：指饮食、运动、生活方式、营养素和药物五张处方。它们就像慢性病管理的五张牌，很多人经常把一把好牌打得稀巴烂，一张出错，满把全输。

提高健康素养是执行“五张处方”的前提，“健康监测”是评价和调整“五张处方”是否有效的依据。

饮食和运动属于生活方式范畴，之所以单独列出来，是因为饮食和运动对健康非常重要，吃动平衡是健康的基础。药物处方放在最后，在用了前四张处方之后，再用药物处方，药物甚至进行手术治疗等是慢性病防控的最后一个环节。

生活方式处方包括睡眠管理、心理压力管理、吸烟饮酒管理和社交支持等几个方面。

“115健康平衡方法”是慢性病自我管理的武器，从健康信息收集、评估到干预方案，只要正确领悟和掌握，每个人都能成为自己的家庭医生。

生活方式“扫描仪”：从预防管理的角度，“115健康平衡方法”是扫描生活方式的工具，可以对照自己的生活细节和习惯，全面检查、改善自己。

健康状态“照妖镜”：掌握了“115健康平衡方法”，可以此作为自己健康和疾病状态的判断工具，知道自己的病因，了解自己的病情和健康状况。

慢性病管理“百宝箱”：“115健康平衡方法”涉及健康素养、健康监测、生活方式等五张处方。无论自己还是家人，只要正确应用，就可以照方抓“药”。

第一节　提高健康素养

党中央、国务院高度重视健康素养促进工作，明确提出“提高全民健康素养水平，是提高全民健康水平最根本最经济最有效的措施之一”。

2024年6月6日，国家卫生健康委员会等3部门发布《全民健康素养提升三年行动方案（2024—2027年）》，方案中提出，全国居民健康素养水平持续提升，2024～2027年平均每年提升2个百分点左右，中国公民中医药健康文化素养水平持续提升。推动卫生健康工作从“以治病为中心”向“以健康为中心”转变，推动中医药成为群众促进健康的文化自觉，更加全面系统提升居民健康素养，教育引导居民个人真正成为自己健康的“第一责任人”。

健康素养是指个人获取和理解基本健康信息和服务，并运用这些信息和服务作出正确决策，以维护和促进自身健康的能力。简单来说，健康素养就是个人学习掌握健康知识，用这些知识管理自己的健康，维持和改善自己的健康状况的能力。

《中国公民健康素养——基本知识与技能释义》（2024年版）中指出“关注健康信息，能够正确获取、理解、甄别、应用健康信息”“科学管理家庭常用药物，会阅读药品标签和说明书”。

提高健康素养能让普通人具有非常准确的判断力和辨别力，不被很多健康产品和服务的不科学、不负责的信息和广告欺骗。很多人健康素养不高，不能辨别是非对错，受骗上当不说，关键不利于自己的身心健康。

提高健康素养是一个综合性过程，涉及多个方面，以下是一些具体的方法和建议。

1. 树立科学的健康观念 正确对待健康和疾病，了解常见疾病的症状和防治方法，不迷信偏方或秘方。认识到健康是包括身体、心理和社会适应能力等多方面的健康。

2. 学习健康知识 经常阅读健康类书籍、杂志和浏览相关网站，了解最新的健康资讯和研究成果。观看健康类视频节目，如健康讲座、健康访谈等，以获取更直观的健康知识。参加健康讲座、健康培训和健康宣传活动，与专业人士交流学习。

3. 养成良好的卫生习惯 保持良好的个人卫生习惯，如勤洗手、勤剪指甲、勤洗澡等。注意环境卫生，保持居住环境的整洁和通风。避免接触和食用不卫生的食物和物品。

4. 培养健康的生活方式 注意饮食与营养的协调，保持均衡的饮食结构，多摄入富含蛋白质、维生素等营养素的食物。养成良好的作息习惯，保证充足的睡眠时间和质量。坚持科学的锻炼方法，定期进行体育锻炼，增强身体素质。保持心理健康，学会释放压力，积极面对生活挑战。

5. 合理利用医疗服务资源 定期进行体检和健康评估，及时发现潜在的健康问题。合理利用公共医疗服务资源，如社区医院、城市医院等。遵医嘱进行治疗和管理，不乱用药物，不进行盲目的治疗。

6. 学会筛选和判断健康信息的真伪和科学性 不盲目相信一些电视节目和书籍的健康知识，学会辨证地分析和理解。对于不明确的健康问题或症状，及时咨询专业医生或健康专家的意见。

7. 关注和了解国家卫生政策和健康促进活动的相关信息 积极参与国家卫生政策和健康促进活动的实施和推广。关注健康素养提升的相关政策和项目，如“全民健康素养提升三年行动”等。

第二节 健康监测

健康监测是指通过收集、分析和评估个体的健康相关数据，来监测个体的生理状态和健康状况的过程。这一过程旨在提供个体健康的实时、准确和可靠的信息，以便预防疾病、管理慢性病、改善生活方式，并及早发现和处理健康问题。

一、综合体检

综合体检是一种全面性的健康检查方式，旨在全面了解个体的健康状况，包括潜在的慢性病、传染病等，从而及早发现和预防疾病。

综合体检包含的项目：基本体格检查，血常规检查，尿常规检查，肝功能检查，肾功能检查，X线检查，B超检查，CT检查等。

通过全面的检查，可以了解身体的整体状况，发现潜在的健康问题，并采取相应的措施进行预防和治疗。这种全面的健康检查方式有助于提高个人的健康意识和生活质量。

一般来说，建议成年人每年进行一次综合体检。然而，对于某些高风险人群（如有家族病史者、长期患病者等），可能需要更频繁的检查。

二、专项体检

针对性专项体检，包括对特定癌症的筛查，心血管健康检测，血脂检测，糖尿病风险评估，肝功能和肾功能检测，肺部健康检测，胃肠道健康检测，骨骼和关节健康检测，神经系统检测，脂肪谱检测等。

以糖尿病风险评估为例：评估内容涵盖了血糖测定、胰岛功能评估、尿液相关检测及其他相关指标的评估。

再以脂肪谱检测为例：其是一种通过分析人体内各种脂肪酸的构成比例来评估健康状态的检测方法，可揭示人体内脂肪酸组成的复杂性及其对健康的影响。

1. 脂肪谱检测的重要性

（1）反映营养摄入情况：脂肪谱检测可以直观展示个体日常饮食中各种脂肪酸的摄入情况，帮助人们了解自身营养结构是否合理。

（2）评估健康风险：通过检测脂肪酸比例，可以评估个体患心脑血管疾病、糖尿病、癌症等慢性病的风险。

（3）指导精准营养干预。根据脂肪谱检测结果，可以制订个性化的营养干预方案，帮助个体调整饮食结构，达到营养均衡。

2. 脂肪谱检测的内容

（1）饱和脂肪酸（SFA）：棕榈酸、硬脂酸等。

（2）单不饱和脂肪酸（MUFA）：油酸、棕榈油酸等。

（3）多不饱和脂肪酸（PUFA）：①ω-3脂肪酸，如α-亚麻酸（ALA）、二十碳五烯酸（EPA）、二十二碳六烯酸（DHA）。②ω-6脂肪酸，如亚油酸（LA）、花生四烯酸（AA）。③ω-9脂肪酸等。

（4）脂肪谱检测还可包括一些衍生指标，如ω-3指数、AA/EPA比率等，以更全面地评估脂肪酸平衡状态。

3. 脂肪谱检测的适应人群

（1）亚健康人群：对于血脂、尿酸、血糖等指标异常的亚健康人群，脂肪谱检测可以帮助他们了解自身脂肪酸平衡状态，从而调整饮食结构，预防疾病发生。

（2）慢性病患者：对于心血管疾病、糖尿病、癌症等慢性病患者，脂肪谱检测可以评估其病情严重程度及预后风险，并为其制订个性化的营养干预方案提供依据。

（3）特殊人群：对于孕妇、儿童、老年人等，他们的营养需求与普通人群存在差异，通过脂肪谱检测可以更好地了解他们的营养状况，并进行有针对性的营养干预。

在进行脂肪谱检测前，应避免高脂饮食和剧烈运动，以免影响检测结果。应选择具有资质的正规医疗机构或检测机构进行脂肪谱检测，以确保检测结果的准确性和可靠性。脂肪谱检测应结合其他临床检查一起进行，以更全面地评估个体的健康状况。随着人们对健康关注度的提高和精准营养学的发展，脂肪谱检测将在健康管理和疾病预防中发挥越来越重要的作用。

三、日常监测

1. 基础生理指标监测

（1）体温：正常体温范围因个体差异而略有不同，一般腋下温度在36.1～37℃为正常。

（2）血压：正常血压范围为收缩压90～139mmHg，舒张压60～89mmHg。高血压和低血压都可能对人体健康产生不良影响，因此定期监测血压至关重要。

（3）心率：正常成年人在安静状态下的心率通常为60～100次/分。心率过快或过慢都可能是身体出现问题的表现，需要引起关注。

（4）呼吸频率：正常成年人在安静状态下的呼吸频率为12～20次/分。呼吸频率的异常升高或降低可能与呼吸系统疾病、心血管疾病等有关。

2. 症状观察 关注自身是否有发热、咳嗽、乏力、嗅觉和（或）味觉减退等症状。

3. 生活习惯监测 包括饮食、睡眠、运动等方面的监测。

第三节　饮食处方

健康饮食是指选择和摄入营养均衡、富含营养的食物，以维持身体健康。健康饮食包括摄入足够的蛋白质、碳水化合物、脂肪、维生素、矿物质和水等营养素，以及选择新鲜、多样化的食物。

无论是中国居民平衡膳食宝塔、十个网球饮食法，还是得舒饮食法、地中海饮食法，它们都有很多的共性，以及共同的原则。

一、健康饮食建议

1. 增加蔬果摄入　每天至少吃蔬菜500g、水果200～300g，以确保摄入足够的维生素、矿物质和膳食纤维。

2. 多吃全谷物食品　用全谷物（如糙米、燕麦、大麦等）替代精制谷物（如白米、白面），以获取更多的膳食纤维和营养素。

全谷物是指谷物在加工过程中，仅脱去种子外面的谷壳（即不利于食用的保护皮层），保全全部天然营养物质。常见的全谷物包括全麦、糙米、玉米、荞麦、小米、高粱、燕麦等。全谷物食品应含有谷物中所具有的全部组分与天然营养成分，包括麸皮、胚芽和胚乳等。

大部分粗粮都属于全谷物范畴，它们都保留了较多的天然成分和营养物质。然而，并非所有粗粮都能称为全谷物，有些粗粮在加工过程中可能去除了部分胚芽或麸皮。

粗粮的范围相对更广，包括谷物类、杂豆类和块茎类，而全谷物则特指保留了完整谷粒天然成分的谷物。

3. 选择优质蛋白质　可选择瘦肉、鱼类、豆类、坚果和种子作为优质蛋白质的来源，这些食物同时富含脂肪和其他营养素。

4. 限制加工食品和高糖食品　尽量减少加工食品（如方便面、罐头食品）和高糖食品（如糖果、甜饮料）的摄入，以避免进食过多不健康的脂肪、盐分和糖分。

5. 增加健康脂肪 增加橄榄油、鱼油、坚果和种子的摄入，这些食物富含单不饱和及多不饱和脂肪酸，对心脏有益。

6. 适量饮水 每天至少饮水1500ml，保持身体水分平衡，促进新陈代谢。

7. 减少盐分摄入 控制食盐的摄入量，《中国居民膳食指南（2022）》建议成人每天摄入食盐不超过5g，以降低高血压的风险。

8. 定时定量进餐 保持规律的饮食习惯，定时定量进餐，避免暴饮暴食。

9. 多样化饮食 尝试不同的食物和烹饪方法，以确保饮食多样化，获取多种营养素。

10. 食物新鲜和卫生 选择新鲜、卫生的食物，避免食用过期或变质的食物，以防止食物中毒和其他健康问题。

二、“十个网球、四个一”的健康膳食原则

“十个网球”原则：每天主要摄入的食物的量保证在十个网球（拳头）大小。其中，肉类不超过一个网球大小，主食（米、面、谷类等）相当于两个网球大小，保证三个网球大小的水果，不少于四个网球大小的蔬菜，加起来是十个网球大小。

“四个一”原则：每天一个鸡蛋、一瓶（500g）牛奶、一小把坚果、一把大豆或其相应量的豆制品。

三、得舒饮食

得舒饮食（DASH）是一种由美国国立卫生研究院（NIH）在1997年提出，旨在通过调整饮食结构和营养素的摄入来降低血压的饮食模式。得舒饮食是一种健康、均衡的饮食模式，适合大多数人长期遵循。

1. 饮食原则

（1）高钾、高镁、高钙、高膳食纤维、高蛋白，这些食物成分有助于降低血压，改善心血管健康。

（2）低钠、低饱和脂肪酸：减少这些成分的摄入有助于降低高血压和其他心血管疾病发生的风险。

（3）均衡饮食：强调摄入多种食物，确保营养素的全面和均衡。

2. 推荐食物

（1）全谷物：如糙米、燕麦、全麦面包等，富含膳食纤维、B族维生素等营养素。

（2）蔬菜和水果：每天应摄入足量的蔬菜和水果，特别是富含钾、镁、钙等矿物质的蔬菜和水果。

（3）低脂奶制品：如低脂牛奶、酸奶等，富含钙、维生素D等营养素。

（4）白肉和瘦肉：如鱼、鸡、鸭等的去皮白肉和猪瘦肉，富含蛋白质且脂肪含量较低。

（5）坚果和豆类：如杏仁、核桃、黄豆、黑豆等，富含不饱和脂肪酸、膳食纤维和植物蛋白。

（6）健康油脂：如橄榄油、亚麻籽油等，富含不饱和脂肪酸，有助于降低心血管疾病发病风险。

3. 饮食禁忌

（1）高盐食物：如腌制品等，应严格控制摄入量。

（2）高脂肪食物：如肥肉、动物内脏等，应限制摄入。

（3）高糖食物：如糖果、高糖饮料等，应减少摄入。

（4）刺激性食物：如辣椒、花椒等辛辣食物，以及酒精和咖啡因等刺激性饮品，应适量摄入或避免摄入。

4. 作用和效果

（1）降低血压：通过调整饮食结构和营养素的摄入，有效降低血压水平。

（2）改善心血管健康：降低胆固醇水平、减少动脉粥样硬化的发生等。

（3）控制体重：高纤维饮食有助于增加饱腹感，减少热量摄入，从而帮助控制体重。

（4）降低糖尿病风险：改善胰岛素抵抗，降低2型糖尿病的发病风险。

（5）预防其他疾病：如癌症、肥胖症、骨质疏松等。

5. 注意事项

（1）个体差异：每个人的身体状况和营养需求不同，因此在实施得舒饮食时需要根据个人情况进行适当调整。

（2）专业指导：在开始实施得舒饮食之前，最好咨询医生或营养师的意见，以确保其适合个人的健康状况。

第四节　运动处方

运动能从根本上增强身体各器官、系统的功能，提高身体免疫力，调整人的心理状态，提高身体适应能力，从而达到增强体质、增进健康的目的。

一、适量运动的好处

适量运动有很多好处，对人体健康有着积极的影响。

1. 增强心肺功能　适量运动可以提高心脏的泵血能力和肺部的氧气交换效率，从而增强心肺功能、降低心血管疾病发病风险。

2. 控制体重　运动有助于消耗多余的热量，增强肌肉力量，提高基础代谢率，从而有助于控制体重，减少肥胖和相关疾病的发生。

3. 改善心理健康　运动可以释放压力，缓解焦虑和抑郁情绪，提升心情和自信心，有助于改善整体心理健康状态。

4. 增强免疫系统　适量的运动可以刺激免疫系统的功能，提高身体对疾病的抵抗力，减少感冒和其他常见疾病的发生。

5. 提高骨密度　运动可以对骨骼产生良性刺激，促进骨骼的生长和修复，提高骨密度，预防骨质疏松症等骨骼问题。

6. 改善睡眠质量　适量的运动可以帮助调节身体的生物钟，改善睡眠质量，减少失眠和睡眠障碍的发生。

7. 增强肌肉力量和灵活性　运动可以锻炼肌肉，增强肌肉力量和灵活性，同时提高身体的灵活性和协调性，有助于减少意外损伤。

8. 提升社交互动　参与团队运动或与他人一起运动可以提升社交互动，促进人际关系的建立和维护，对心理健康有积极的影响。

适量运动对人体健康有多方面的益处，不仅有助于身体健康，还能提升心理健康和社会交往能力。因此，建议每个人都应该根据自己的身体状况和兴趣选择适合的运动方式，并坚持进行适量的运动。

二、久坐不动的危害

1. 对心血管系统的影响

（1）心功能减退：久坐时，血液循环减慢，心功能可能因此减退。对于中老年人，还可能加重心脏病，增加动脉硬化、冠心病和高血压等病症的发病风险。

（2）下肢血液循环障碍：久坐容易导致下肢血液循环不畅，可能产生动静脉栓塞和毛细血管阻塞，严重时甚至可能引发肺栓塞等危急症状。

2. 对神经系统的影响

（1）脑供血不足：久坐会使血液集中在下肢，导致脑供血不足，容易出现头晕眼花、体倦神疲、情绪低下、思维能力下降等症状。

（2）颈肩腰背痛：长时间保持坐姿，颈肩腰背长时间处于紧张的固定姿势，导致肌肉僵硬、酸胀疼痛，甚至诱发颈椎病和腰椎病。

3. 对呼吸系统的影响 肺功能降低：久坐导致运动量小，肺部得不到有效锻炼，会影响心肺供血，加重中老年人的呼吸系统疾病。

4. 对消化系统的影响

（1）消化吸收不良：久坐容易引起胃肠蠕动减慢，消化腺分泌减少，出现腹胀、便秘、消化不良、食欲缺乏等症状。

（2）肠道疾病风险增加：胃肠道蠕动减慢还可能使有害成分易在大肠内滞留，刺激肠黏膜，增加肠癌的发病风险。

5. 对泌尿生殖系统的影响 如引发前列腺问题。久坐会对男性前列腺造成压迫，导致前列腺局部血液循环不畅，容易引发前列腺炎，严重时甚至可能导致性功能障碍。

6. 肥胖 久坐缺乏运动时对能量的消耗减少，容易导致肥胖，进而增加心脑血管疾病的发病风险。

7. 痔疮 久坐使直肠附近的静脉丛长期充血，可能加重痔疮甚至导致肛裂等症状。

8. 心理健康问题 久坐还可能导致心理压抑，易发无名之火，精神状态欠佳，对外界兴趣逐渐降低。

9. 对女性的影响 妇科疾病的发病风险增加。女性久坐可能导致盆腔充血，影响子宫及附件的血液循环，增加子宫内膜异位症、卵巢缺氧等妇科疾病的发病风险，严重时可能导致不孕不育。

10. 其他 久坐不动对人体健康的危害是多方面的，涉及循环、神经、呼吸、消化、泌尿生殖等多个系统。因此，建议大家避免久坐，适当进行身体活动和体育锻炼，以维护身体健康。

三、科学运动

科学运动包括运动频率、运动强度、运动时间和运动形式四个方面。科学运动原则涵盖了安全、有效和坚持等多个方面。

1. 运动频率　指一个人进行运动的频繁程度，通常以每周或每天的运动次数来衡量。它是运动计划中一个非常重要的组成部分，因为合理的运动频率能够确保运动的持续性和有效性，从而帮助人们达到保持健身、减肥、增强体能等不同的运动目标。

在制订运动频率时，需要考虑多个因素，包括个人的体能状况、健康状况、运动经验、时间安排及运动目的等。对于大多数人来说，每周进行3～5次有氧运动，如快走、慢跑、游泳或骑自行车，是一个合理的目标。这样的频率有助于提高心肺功能、增强肌肉力量、改善身体形态，并减少患慢性病的风险。

同时，除了有氧运动，还可以考虑加入一些力量性运动，如举重、俯卧撑或瑜伽等，以增强肌肉力量和柔韧性。这些运动通常建议每周进行2～3次，给肌肉足够的恢复时间。

运动频率应该根据个人情况来定制，既要确保运动的持续性，又要避免过度疲劳和受伤。在开始任何新的运动计划之前，最好先咨询医生或专业的健身教练，以确保运动计划的安全性和有效性。

2. 运动强度　指运动时消耗的能量和功率大小，一般选择心率作为运动强度指标。实际锻炼过程中主观感受也很关键。

主观感受：运动后没有不适感。

运动强度可以根据自己运动中、运动后的感受进行比较。例如，运动30分钟后，微微出汗，稍微有点疲倦，但是感觉浑身通透，很舒服，没有出现心慌、胸闷、眼前发黑、头晕目眩等现象，则说明这个运动强度是适宜的，如果运动后感觉太累，躺在床上不愿意动，说明运动过量。

客观评价：最适心率=170–年龄。

例如，你今年60岁，170减去60是110，适宜的运动强度为运动过程中心率能达到每分钟110次左右。

最大心率是评估运动强度的重要指标之一。国际上常用的计算公式为“220–年龄”，但这一公式可能因个体差异而有所偏差。一般来说，目标心率可以设定为最大心率的60%～85%。对于中老年人或初学者，目标心率可以设定得更低一些。这个公式提供了一个大致的范围，帮助人们了解在进行中等强度运动时，心率应该处于什么水平。然而，需要注意的是，这个公式只是一个估算公式，并非对所有人都适用，因为每个人的体质、基础心率、健康状况和运动经验是不同的。

3. 运动时间 包括一次运动多久和什么时间运动两个方面。

一般来讲，每次持续运动30～60分钟。

每个人的作息不同，能够利用的时间不同，一般来讲，只要没有特殊情况，根据自己时间来安排，哪个时间段都可以，但患病人群和老年人需要注意一些问题。

（1）不建议老年人在睡前运动，否则可能会影响睡眠，影响身体代谢等。

（2）对于老年人，如果有时间，最好在上午8～10点运动，而且最好是在早餐以后，老年人血糖调节能力比较差，尽量不要空腹运动，空腹运动容易出现低血糖。

（3）患病人群要量力而行，不要一味强求持续运动30分钟，动总比不动好，只要动起来，在家拖地、洗碗、打扫厕所都可以起到运动的效果，要根据自己的实际情况，不要去强求一个标准。

4. 运动形式 一般可以分成有氧运动、无氧运动和柔韧性运动。建议多做有氧运动。

（1）有氧运动：是指身体在氧气充分供应的情况下进行的体育锻炼。也就是说，在运动过程中，身体吸入的氧气与需求相等，达到生理上的平衡状态。有氧运动的特点是强度低、有节奏、持续时间长。

1）步行：步行对改善心肺功能，提高摄氧能力效果较好。以中速（每分钟80～90步）或快速（每分钟100步以上）步行法进行锻炼，才能达到良好的效果。60岁以上的健康老年人步行速度应力求达到每分钟100步左右，一天总量达6000步左右。步行时最高脉搏数保持在110～120次/分，且自我感觉良好。

2）快步走：是一种简单、经济、有效且无风险的有氧运动方式。每分钟120～140步（每小时5.5～6km），快步走时心率相当于最大预测心率（220–年龄）的60%～75%。心跳加快，身体感觉温暖，略微喘息，但仍然能比较轻松地说话，说话时不会气喘吁吁。

3）慢跑：又称健身跑，对锻炼心肺功能颇有好处。慢跑可加强和改善心功能，提高心肌兴奋，使心脏收缩力增强，心排血量增加，并可扩张冠状动脉和促进冠状动脉的侧支循环，增加冠脉血流，改善心肌营养；还能改善大脑皮质功能，调节血管收缩、舒张功能，使脑血管弹性增加；慢跑时吸入的氧气量比静坐时多8倍，可使肺活量明显增加；慢跑可降低体重、改善脂肪代谢等，对防治高脂血症、肥胖症、冠心病、动脉硬化、高血压等疾病有好处。

4）太极拳：是我国传统的健身运动项目，对防治慢性病有较好的效果，是非常适合老年人的一种锻炼项目。

5）游泳：是一项适合于不同年龄段人群的大众运动项目，人在水中运动时，各器官都参与其中，耗能多，血液循环也随之加快。游泳对于减肥、改善体型、加强肺部功能都有益处。

6）球类运动：有乒乓球、羽毛球、网球、台球、门球和高尔夫球等，可根据个人的兴趣和爱好加以选择。

7）跳舞：是一种舞蹈和音乐结合在一起，有益于身心健康的文化娱乐活动，也是一种适宜的体育锻炼项目。

有氧运动的最大特点是耗时比较长，运动强度不是很大，自我感觉比较舒服，不会出现脸红脖子粗、喘不上气的情况，因为有氧运动中我们吸入身体的氧气能够满足运动中消耗的氧气。

（2）无氧运动：也被称为抗阻运动或力量训练，是一种高强度、短时间的运动方式。由于无氧运动是在“缺氧”状态下进行的，所以强度相对较高，持续时间也相对较短。

无氧运动主要包括以下几种。

1）健身器械训练：如使用哑铃、杠铃等健身器材进行的力量训练，可以有效地增强上肢和核心肌群的力量。

2）自重训练：如俯卧撑、深蹲、引体向上等，利用自身体重进行的力量训练。

3）弹力带训练：可应用于抗阻训练、拉伸训练、功能性训练、康复训练等。

无氧运动的作用主要如下。

1）增加肌肉力量：通过重复的、高强度的肌肉收缩，可以增强肌肉的力量和耐力。

2）提高基础代谢率：增加肌肉量有助于提高基础代谢率，使得在休息时也能消耗更多的能量。

3）改善身体形态：通过减少脂肪、增加肌肉，可以改善身体的外观和比例。

4）提高骨密度：力量训练对骨骼产生压力，有助于提高骨密度，预防骨质疏松。

肌肉会随着年龄增长而丢失，年龄越大，流失越快。一些老年人到了晚年骨瘦如柴，几乎没有肌肉。无氧运动能让肌肉保持张力，避免肌肉流失。肌肉丢失太多，会出现两个问题，一是体力下降，免疫力下降身体可能受到严重损伤；二是平衡能力下降，容易跌倒，老年人骨质疏松，跌倒后容易骨折。

（3）柔韧性运动：是提升身体柔韧性和灵活度的重要方法，其可提高关节活动度，预防运动损伤，改善身体姿态，缓解肌肉疲劳，提高血液循环，减轻压力，延缓衰老和增强身体协调性。柔韧性训练主要包括压腿、拉伸、瑜伽等。

第五节　生活方式处方

生活方式处方主要包括心理压力管理、睡眠管理、戒烟限酒和社交活动等几个方面。

一、心理压力管理

长期的心理压力会对个体的身心健康产生负面影响，如导致焦虑、抑郁、失眠等心理问题，以及心脏病、高血压等生理疾病。有效的心理压力管理可以减轻这些负面影响，保护身心健康。

适度的心理压力可以激发个体的潜力和动力，但过度的心理压力会降低工作效率。通过心理压力管理，个体可以更好地应对压力，提高工作效率。

心理压力管理不仅关注个体的身心健康，还重视人际关系的和谐与稳定。通过有效的心理压力管理，个体可以更好地与他人交流和相处，促进人际关系的发展。心理压力管理有助于个体保持积极的心态和健康的生活方式，从而提升整体的生活质量。

心理压力可能导致注意力难以集中，容易分心，影响工作效率和决策能力；可能导致记忆力下降，忘记重要信息或任务。压力会使人的思维变得僵化，难以灵活应对问题，甚至可能导致思维迟缓或混乱。

面对心理压力时，人们常常感到焦虑不安，担心未来可能发生的负面事件。长期面对压力可能导致情绪低落，对事物失去兴趣，甚至出现悲观、绝望的情绪。压力可能使人在与他人比较时产生自卑感，影响自信心和自尊心。

心理压力可能导致人变得易怒，情绪波动大，容易与他人发生冲突；可能会感到紧张不安，身体紧绷，难以放松；可能会感到沮丧，失去前进的动力。

如果心理压力得不到有效排除，对身体的影响非常大，可引起内分泌系统、神经系统紊乱，最后对身体形成多种伤害。例如，对于长期郁闷、负性情绪排泄不出去的人，血压大概率会升高，血压一旦升高，还控制不住，可能会引发心脑血管病变，甚至猝死。

俗话常说，气死人了，人是真能被气死的。

借助外界对心理压力进行管理，效果不是特别显著，除非已经进入疾病状态，如抑郁、双相障碍，患者可以求助于心理医生或精神科医生。如果没严重到进入疾病状态，对压力的管理要靠自己调节。

释放心理压力是维护心理健康和生理平衡的重要一环。以下是一些有效的释放压力的方法。

（1）深呼吸与冥想。进行深呼吸练习，如腹式呼吸，有助于放松身心，减轻紧张感。冥想也是一种有效的方法，通过专注呼吸或重复某个词语，有助于放松并进入更平静的状态。

（2）运动与锻炼。定期进行身体活动，如散步、跑步、游泳或瑜伽，可以释放累积的压力，并促进身体健康。运动时，身体会产生内啡肽等自然镇痛物质，有助于排泄压力。

（3）社交与分享。与亲朋好友交流，分享自身的感受和经历，可以获得支持和理解。有时候，仅仅是被倾听就能大大减轻心理压力。

（4）从事喜欢的爱好或活动。例如，阅读、画画、听音乐或看电影，有助于转移注意力，放松身心。

（5）学会区分任务的优先级，避免过度紧张。合理安排时间，确保有足够的时间来完成任务，并留出一些空闲时间，用于放松和娱乐。

（6）寻求专业帮助。如果压力持续存在且严重影响生活，考虑寻求专业心理咨询师的帮助。他们可以提供更具体的策略和支持，帮助你应对压力。

（7）确保每晚有足够的睡眠。良好的睡眠有助于恢复精力，减轻压力。

（8）均衡的饮食对心理健康也很重要。确保摄入足够的营养物质，避免过度依赖咖啡因和糖分来提神。

（9）学会接受生活中的不完美和不确定性。放下一些不必要的担忧和控制欲。

二、睡眠管理

睡眠不足通常指个体没有得到推荐的睡眠时间。对于大多数成年人来说，推荐的睡眠时间为每晚7～9小时。长时间或持续的睡眠不足可能导致一系列健康问题。

睡眠不足的表现形式与症状主要有嗜睡、困倦、头晕、头痛、乏力、注意力不集中、记忆力下降、反应迟钝、情绪异常等，以及食欲降低、皮肤干燥、毛发问题、眼部不适等。在极端情况下，可能出现精神错乱、心慌、胸闷、气短等症状。

1. 睡眠的作用 睡眠是生命活动中不可或缺的重要部分，其对人体具有多方面的积极作用。

（1）恢复体力与脑力。睡眠过程中，人体细胞得以修复和再生，特别是肌肉组织活力在休息时能够得到恢复，减轻疲劳感。大脑在睡眠中也能得到休息，有助于恢复脑力，提高第二天的认知能力和工作效率。

（2）增强免疫力。充足的睡眠有助于免疫系统的正常运作，增强身体对疾病的抵抗力。睡眠不足会导致免疫系统功能下降，增加患病风险。

（3）促进生长发育。对于儿童和青少年来说，睡眠尤为重要，因为它与生长发育密切相关。睡眠中分泌的生长激素有助于骨骼、肌肉和器官的正常生长发育。

（4）维护心理健康。良好的睡眠有助于调节情绪，减轻焦虑和抑郁症状。睡眠不足可能导致情绪波动、易怒和注意力不集中等心理问题。

（5）巩固记忆。睡眠过程中，大脑会整理和巩固白天学到的信息，有助于长期记忆的形成。缺乏睡眠会影响记忆力和学习能力。

（6）调节生理节律。睡眠有助于维持人体的生物钟，使身体各系统按照既定的节律运行。规律的睡眠习惯对于保持身体健康和精力充沛至关重要。

睡眠在恢复体力与脑力、增强免疫力、促进生长发育、维护心理健康、巩固记忆、调节生理节律等方面发挥着重要作用。因此，保持充足的睡眠对于维护整体健康和提高生活质量至关重要。

2. 失眠的原因 失眠是一种睡眠障碍，通常表现为难以入睡、睡眠质量差、早醒或睡眠时间减少等症状。这些症状会导致患者在白天感到疲劳、注意力不集中、记忆力减退、情绪不稳等，严重影响日常生活和工作。

失眠的原因可能涉及生理、心理、环境、生活习惯及疾病等多个方面。因此，在治疗失眠时，需要综合考虑患者的具体情况，针对具体原因进行调整和干预。同时，保持良好的生活习惯和心态也是预防和治疗失眠的重要措施之一。

（1）生理因素：失眠与年龄关系密切，随着年龄的增长，失眠的发生率通常会增加。此外，性别也可能对失眠有所影响，但具体机制尚不完全明确，如饥饿、过饱、疲劳等生理状态都可能影响睡眠。过饱会使消化系统负担加重，影响入睡，而饥饿则可能因胃部不适而导致难以入眠。

（2）心理因素：工作、生活中的各种不愉快事情可能引发焦虑、忧郁等情绪，这些情绪会进一步导致失眠。此外，对睡眠的过度关注、恐惧失眠等心理也会加重失眠症状。生活的打击、工作与学习的压力、心愿不能达成、社会环境的变化等都可能使患者产生不良的心理反应，从而导致失眠。

（3）环境因素：睡眠环境的突然改变、强光、噪声等都可能影响睡眠，如嘈杂的环境、不舒适的床具、室温过高或过低等都可能导致失眠。长时间的旅行或时差变化也可能打乱人体的睡眠节律，导致失眠。

（4）生活习惯因素：如睡前喝茶、喝咖啡、吸烟和饮酒、看电视、玩手机等都可能扰乱正常的作息规律，导致失眠。入睡时间不规律、熬夜工作等也会干扰睡眠的正常进行。

（5）疾病因素：如抑郁症、焦虑症、神经症等精神疾病常伴有失眠症状。这些疾病会影响患者的情绪和心理状态，进而影响睡眠。许多躯体疾病也可能导致失眠，如神经衰弱、心绞痛、甲状腺功能亢进、瘙痒性疾病等。这些疾病可能会引起身体不适或疼痛，从而影响睡眠。

（6）药物与物质因素：一些药物如中枢神经兴奋剂、减肥药、激素类药、抗癌药、抗癫痫药等可能影响睡眠。长期服用催眠药的患者在停药后也可能出现失眠反应。长期饮咖啡、浓茶或过量饮酒等也可能干扰睡眠的正常进行。

3. 失眠的非药物治疗办法

（1）调整睡眠环境：创建一个安静、舒适和黑暗的睡眠环境，使用遮光窗帘、耳塞或白噪声机等减少干扰和噪声。保持适宜的室内温度和湿度，一般来说，夏天室内温度控制在22.3℃左右，湿度在40%～60%为宜。

（2）改善不良睡前习惯：建立良好的睡前习惯，睡前定期进行放松活动，如冥想、热水泡脚等，以帮助放松身心。避免睡前摄入刺激性食物、饮料和药物，如咖啡因、烟草和酒精，这些物质可能会干扰睡眠质量。

（3）心理治疗：适用于失眠问题与心理因素相关的患者，如焦虑症、抑郁症等患者。可以采用认知行为疗法，这是一种治疗失眠的首选方法，已被临床实践证明具有短期和持续的疗效，其通过帮助患者改变不良的认知和行为模式来改善睡眠质量。催眠疗法也是一种有效的心理治疗方法，通过催眠状态下的积极暗示来消除焦虑、紧张等负性情绪，促进睡眠。

（4）行为治疗：包括放松训练、生物反馈和自我催眠等方法，有助于缓解睡前的紧张状态，促进自然入睡。

（5）打开睡眠开关：睡眠开关有两个，一个是体温开关，另一个是大脑开关。

1）打开体温开关：我们的身体有两个体温，一个是体内温度，另一个是体表温度，白天体内温度高于体表温度，晚上体内温度降低，体表温度比白天升高。

如果失眠，需要把体内的温度降低，把体表的温度升高，那么有哪些方法降低体内温度呢？

A. 冲热水澡：不仅能使体表温度升高，还能帮助把体内温度降低，洗热水澡时，毛孔是打开的，处于散热状态，能把体内的热能散出来。

B. 热水泡脚：很多老年人都愿意使用这个方法，不要小瞧热水泡脚，其与洗澡有异曲同工之处，热水泡脚能把我们体内的温度降低，把体表温度升高。泡脚是非常好的一个习惯，水温以不烫为主，一般泡20～30分钟。

C. 调节卧室温度：睡眠时室内温度25～26℃是最好的，过低和过高都会影响体温开关的打开。

2）打开大脑开关

A. 单调原则：如数数、听雨声、听钟表声、听助眠音乐等都有助于入眠，因为这种方式或声音等都很单调，越单调越容易帮助入睡。例如，丈夫突然某晚不打呼噜了，妻子反而睡不着了呢？也是这个道理，因为妻子已养成听呼噜声入睡的习惯，呼噜声很单调、单一。

B. 卧室光线暗一些：卧室光线暗有助于大脑分泌褪黑素，褪黑素容易让人入睡。

三、戒烟

烟草是一类明确的致癌物质，其导致癌症的观点有充分的证据支持。烟草产生的烟雾中含超过7000种化学成分，其中至少69种被确认为致癌物，包括但不限于尼古丁、一氧化碳（CO）、烟焦油、苯、氨等有害物质。重要的是，不存在所谓无害的烟草制品，无论是直接吸烟还是吸入二手烟，都会对健康造成威胁。吸烟不仅与肺癌紧密相关，还与心脑血管疾病、肾病及消化系统疾病等相关。

尼古丁是一种无色透明的挥发性液体，其成瘾性极强。它能够损害支气管黏膜，使纤毛失去活力，从而增加感染的风险；同时，它还会刺激中枢神经系统，导致血管收缩和血压升高。

一氧化碳是一种无色无味的气体，它会使组织缺氧并引发一系列的病理变化，包括减缓血液循环。

烟焦油通常被视为评估烟草中有害物质的重要指标之一，它是一种棕黄色、具有黏性的树脂状物质。吸入人体后，烟焦油会黏附在人体的黏膜组织上，可能导致细胞畸变和癌变。

尽管吸烟的危害已经众所周知，但很多人仍然难以戒除吸烟这一习惯。吸烟包括主动吸烟和被动吸烟（二手烟）两种方式，而二手烟对我们身体的危害同样不容小觑。尽管我们平时可能忽略了二手烟的存在，但它很可能在不知不觉中对我们的健康造成了损害。当身体出现问题时，我们往往难以找到确切的原因，而二手烟很可能是原因之一。

1. 烟瘾形成的原因

（1）尼古丁是烟草中的主要成分，具有强烈的成瘾性。尼古丁能够迅速被吸收进入血液，并穿过血脑屏障，刺激大脑中的多巴胺神经元释放多巴胺。多巴胺是一种神经递质，与愉悦感和奖励机制紧密相关。长期使用尼古丁会导致大脑对尼古丁产生依赖，进而形成烟瘾。

（2）吸烟往往与某些心理需求相关联，如缓解压力、焦虑、抑郁等负面情绪。吸烟者可能将吸烟视为一种应对压力的方式，通过吸烟来获得短暂的放松和愉悦感。

（3）吸烟行为可能逐渐成为一种习惯或条件反射。例如，某些吸烟者可能在饭后、工作间隙或社交场合下自动点燃香烟。这种习惯或条件反射使得吸烟行为更加难以改变。在某些社交圈子中，吸烟有时被视为一种社交手段，吸烟者通过吸烟来融入社交圈子，与他人建立联系。这种社交影响也是烟瘾形成的一个重要因素。

（4）烟草广告和媒体宣传往往将吸烟与时尚、独立、成熟等积极形象相关联，从而吸引年轻人尝试吸烟。这种宣传手段也在一定程度上促进了烟瘾的形成。

（5）遗传因素在烟瘾形成中也起到一定作用。有吸烟家族史的人更容易成为吸烟者并形成烟瘾。

（6）环境因素如家庭环境、工作环境等也可能对烟瘾的形成产生影响。例如，家庭中有吸烟者、工作环境压力大等因素都可能增加个体成为吸烟者的风险。

2. 戒烟建议

（1）坚定意志。明确戒烟的目标，制订详细的戒烟计划，并坚定自身信念，下定决心达到戒烟成功的目标。

（2）适当饮水。每次有吸烟冲动时，先喝一杯水，减轻烟瘾。饮水对于戒烟有很大的帮助。

（3）嚼口香糖。随身携带无糖口香糖，当烟瘾发作时嚼一颗，有效分散注意力，清新口气。

（4）培养兴趣爱好。参与登山、游泳、钓鱼等活动，或者听音乐、玩益智型游戏、下棋等，转移注意力，减少吸烟的欲望。

（5）丢掉吸烟用具。丢掉香烟、打火机、烟灰缸等，减少“条件反射”，避免诱发吸烟欲望。

（6）告知他人。告诉家人、朋友和同事你已经戒烟，请他们不要在你面前吸烟，也不要给你递烟。

（7）避免接近吸烟场所。尽量远离吸烟场所，减少与吸烟行为的接触。

（8）咨询专业医生。如果戒烟困难，可以寻求专业医生的帮助，了解戒烟药物和戒烟方法。

（9）药物治疗。遵医嘱使用尼古丁咀嚼胶、尼古丁贴片、酒石酸伐尼克兰片等药物，减轻烟瘾和戒断症状。但需注意，药物治疗应在医生指导下进行。

（10）记录进展。记录戒烟的每一天及其感受，看到自己的进步和成就，增强戒烟的动力。

（11）奖励自己。达到戒烟的某个阶段或目标时，给自己一些奖励，如看一场电影、买一件心仪的衣服等。

（12）保持积极态度。面对戒烟过程中的挑战和困难时，保持积极乐观的态度，相信自己能够成功戒烟。

四、限酒

饮酒量与死亡风险呈正相关，因此，最好能避免饮酒。尽管一些研究结果显示，适量饮酒可能对心血管健康有益，这或许是因为饮酒能缓解压力、消除疲劳、改善情绪等，但最新的研究却发现，虽然偶尔少量饮酒可能降低心血管疾病的发病率与死亡率，但同时也可能增加全因死亡率。全因死亡率是一个衡量一定时期内各种原因导致的总死亡人数占该人群总数比例的指标。

饮酒可能导致多种疾病，因此，不应为了略微降低心血管疾病死亡风险而保持饮酒习惯，也不应出于养生保健的目的而饮酒。如果你对酒精有依赖，应尽量逐步减少饮酒量。如果实在无法戒酒，也应少量饮酒。

对于饮酒后容易脸红的人，建议尽量避免饮酒，因为这可能意味着你的身体对酒精的代谢能力较差。无法代谢的酒精容易在血液中积累，对身体造成损害。

有时我们会听到一些人说，他们的祖辈既饮酒又吸烟却能活到高龄，这在心理学上被称为“幸存者偏差”，即他们只看到了幸存下来的个例，而忽略了那些因不良生活习惯而早逝的人。医学的研究结论是基于成千上万的样本得出的，更具普遍性。

1. 酒瘾形成的原因

（1）酒精是一种神经成瘾物质，对人体中枢神经系统具有较强的亲和力。长期摄入酒精会改变大脑中的神经递质平衡，特别是增加多巴胺等愉悦感神经递质的释放，从而使人产生欣快感。随着时间的推移，大脑会逐渐适应这种高水平的多巴胺释放，导致需要更多的酒精来达到相同的愉悦感，进而形成酒瘾。

（2）饮酒成瘾有明显的家族聚集性。有40%～60%的饮酒成瘾者与家族遗传因素相关。父母双方或单方有饮酒成瘾的情况，子女遗传的概率较高。

（3）由情绪与心理问题引起。许多饮酒成瘾者往往伴有抑郁、紧张、焦虑、羞怯、不善社交等心理问题。他们可能通过饮酒来缓解这些负性情绪，久而久之形成依赖。一些人在成长过程中受到家庭和外部的刺激和伤害，导致心理发育不良和心理创伤。成年后，这些心理冲突可能被激活重现，饮酒成为他们释放长期压抑的心理冲突的一种方式。

（4）由社会文化方面的原因引起。在一些国家，饮酒被视为一种重要的社交方式。劝酒、爱面子等社会因素可能促使个体被动地增加饮酒量，进而形成酒瘾。

2. 控制饮酒的建议

（1）认识危害。首先，需要充分认识到过量饮酒对身体的危害，包括易发酒精性肝炎、肝硬化、心血管疾病、神经系统损伤等。通过了解这些危害，增强戒酒的决心。

（2）设定目标。为自己设定明确的饮酒控制目标，如减少每日饮酒量、限定饮酒场合或完全戒酒。目标应该具体、可衡量且可实现。

（3）避免诱惑。减少与饮酒相关的社交活动，避免前往酒吧、酒会等容易诱发饮酒欲望的场所。同时，将家中的酒精饮品处理掉，减少触手可及的诱惑。

（4）替代行为。当想要饮酒时，寻找其他健康的替代行为，如户外运动、看电影、听音乐、阅读等。这些活动不仅有助于转移注意力，还能丰富生活内容。

（5）慢饮与适量。如果无法完全戒酒，可以尝试控制饮酒速度和饮酒量。慢饮可以减少酒精的摄入速度，而适量饮酒则有助于避免饮酒过量导致的健康问题。

（6）增强自控力。通过冥想、瑜伽等方式增强自控力，学会在面对饮酒诱惑时保持冷静和理智。

（7）寻求支持。与家人、朋友分享自己的饮酒控制计划，寻求他们的理解和支持。在遇到困难时，可以向他们寻求帮助和鼓励。

（8）咨询医生。如果饮酒已经影响个人健康或生活，应及时咨询医生。医生可以根据个体情况提供针对性的建议和治疗方案，包括药物治疗、心理治疗等。

（9）加入戒酒组织。参加戒酒协会或类似组织，与其他有相同经历的人交流心得，互相鼓励和支持。这些组织通常可提供丰富的资源和指导，有助于个体更好地控制饮酒。

五、社交活动

社交活动的主要目的在于促进人与人之间的情感交流、信息共享和关系建立，从而维护和发展社会网络。通过社交活动，人们可以结识新朋友、拓展社交圈，同时也能在交流中释放压力、获得支持，提升个人的幸福感和生活质量。

1. 社交活动类型

（1）聚会类活动：如聚餐、舞会、生日会等，这些活动通常以庆祝、娱乐和放松为主题，为人们提供了面对面交流的机会。

（2）商务类活动：如商业庆典、行业会议等，这些活动旨在促进商务合作、拓展业务关系，同时也为参与者提供了解行业动态、分享经验的机会。

（3）兴趣类活动：如社团活动、兴趣小组、生活方式训练营等，这些活动基于共同的兴趣爱好而组织，有助于加深参与者之间的了解和友谊。

（4）线上社交活动：随着互联网的发展，线上社交活动也越来越受到人们的欢迎，如微信、抖音等社交媒体互动、网络会议等，这些活动打破了地域和时间的限制，为人们提供了更加便捷的社交方式。

2. 社交活动在个人和社会层面都具有重要意义

（1）社交活动有助于缓解个人压力、增强自尊心和自信心，提高心理健康水平。同时，与他人的互动也能促进身体健康，降低患病风险。研究表明，与朋友和家人保持密切联系的人更有可能保持健康的生活方式并获得更好的医疗保健资源。

（2）通过参加社交活动，人们可以结识来自不同领域和行业的人，拓展自己的社交网络，这可能为个人的职业发展、学业进步和日常生活带来诸多便利和机会。

（3）社交活动为人们提供了锻炼沟通和表达能力的机会。在与他人的交流中，需要学会倾听、提问和表达观点，这有助于提升个人的沟通技巧和表达能力。

（4）在与他人的交往中，人们更容易理解彼此的需求、价值观和情感状态，从而形成更加紧密和深入的关系。这种情感的共鸣和理解有助于促进人际关系的和谐与稳定。

第六节　营养素处方

营养素是食物中的有效成分，能够被身体消化、吸收并参与身体的代谢过程，为身体所利用。

特定人群补充营养素，能够调节机体功能，但其目的并非治疗疾病，而是增强人体体质、预防疾病、促进健康恢复及调节身体节律等。

在传统的生活方式干预中，并未重视营养素的补充，其在健康管理中的作用往往被忽视。然而，慢性病管理实践和最新的医学研究不断证明，营养素在健康管理和疾病防控中具有不可替代的作用。因此，我们将营养素处方单独列出，希望能够引起人们的重视。

值得注意的是，营养素的补充应在专业医生的评估和专业检测后进行，以实现个性化的补充，不应盲目跟风补充。

一、营养素具有恢复身体健康的功能

美国外科学院院士（FACS）、首都医科大学附属北京世纪坛医院临床营养科主任石汉平呼吁“营养不是支持，不是辅助，而是治疗，而且是一线治疗。特殊医学用途配方（特医）食品不是可有可无的副食品，而是治病救命的药品”。

事实上，并非营养素本身具有治疗疾病的能力，而是这些疾病的发生往往是因为人体缺乏某些必需的营养物质，从而导致身体功能的失衡与健康问题的出现。以维生素B族为例，当人体内B族维生素的含量不足时，会引发一系列的症状和健康问题，如皮肤炎症、神经系统紊乱、消化不良等。一旦通过饮食或补充剂增加了维生素B族的摄入，这一系列由缺乏所引起的症状和健康问题便会逐渐消失。这一过程本质上并非传统意义的治疗疾病，而是一个促使身体恢复正常状态、恢复内在平衡，进而实现健康的过程。

当我们能够确保身体获得全面均衡的营养，及时补充那些因各种原因而缺失的营养素时，身体自我修复与恢复健康的能力将得到显著提升。这意味着，对于那些纯粹由营养素缺乏所引起的疾病而言，一旦缺失的营养素得到恰当的补充，身体便能自然而然地恢复到健康的状态。这一理念强调了营养平衡与健康之间的紧密联系，提示我们通过科学合理的饮食和必要的营养素补充，可以有效预防和改善许多健康问题，实现身心的和谐与健康。

二、营养素补充可以更精准

脂肪谱检测和功能检测技术的成熟和应用，以及精准营养干预和生活方式干预等，已经被越来越多地应用到健康管理和慢性病管理实践中，由于食物营养素含量和人们饮食习惯的不确定性，高品质功能营养素以其成分、含量确切性的优势，已成为健康和慢性病管理的重要武器，和药物应用要求一样，品质、剂量、含量和服用方式是选择营养素并让营养素发挥作用的重要因素。

功能检测的目的是评价身体功能是否正常，以代谢功能检测为例，要评价服用抗氧化剂α-硫辛酸、维生素E、虾青素后的效果，需要检测体内抗氧化物水平。如果饮食结构合理，抗氧化物和不饱和脂肪酸摄入充足，也可以通过功能检测得到验证。

三、不要把营养素当药物

我们应当将营养素视为特殊的食物，而非药物。它们是身体代谢与构成的基石，蕴含着食物营养成分的精华。

营养素的核心作用在于从根本上修复我们的身体组织，并维持身体功能的平衡。其作用需要一定的时间才能体现出来，补充一段时间营养素后，会发现病症逐渐消退，或病理学指标恢复正常。

在慢性病领域，药物往往只能治标，即对症处理。医学上的靶向作用多如同头痛医头、脚痛医脚，血压高就降血压，血糖高就降血糖，尿酸高就降尿酸。中医上称之为对症不对因，治标不治本，这是药物靶向作用的特点。例如，血糖高时服用二甲双胍，血糖会迅速下降，但一旦停药，血糖又会回升。

相比之下，应用营养素则是对因治本的方法。以高血压为例，通过摄入对血管健康有益的营养素，血压得以降低。这并不是因为营养素直接降低了血压，而是因为从病因入手，修复了血管，使身体恢复了自动调节血压的功能。

常有患者询问，为何服用2周α-硫辛酸后血糖仍然波动？为何服用了浓缩鱼油，血脂仍然偏高？是否服用药物的效果会更快？

这其实就像煮饺子一样，要防止沸腾的水溢出，有两种方法：一是扬汤止沸，即把沸水舀起来再倒回去；二是釜底抽薪，即把火灭了。扬汤止沸当然快，但釜底抽薪才能从根本上解决问题。如果不灭火，只让水冷了再倒回去，水依然会沸腾。同样地，对于慢性病的治疗，应用营养素是釜底抽薪的方法，而应用药物则只是应急手段。

高血压、高血糖、动脉粥样硬化、脑卒中、糖尿病、癌症等慢性病的主要根源在于营养素失衡导致的身体代谢功能紊乱，进而引发慢性炎症。绝大部分慢性病都与炎症有关，因此营养素干预的目标不是直接治疗疾病，而是控制炎症。控制住炎症，就能减少发病、避免发病，或者即使发病，病情的发展也会相对较慢。

导致炎症的根源各不相同，营养素干预需要遵循个体化的原则。虽然慢性病的共同潜在病因是慢性炎症，但导致炎症的原因却多种多样。有的人是由过敏反应、细菌或病毒感染导致的炎症；有的人则是由重金属导致的炎症。即使是同样的高血压，其诱因也可能不同，有的是因为肥胖，有的是因为心理压力。因此，个体化的差异导致不同的干预方案。

四、组合拳

营养素处方只是五张处方中的一张，它并不能孤立地解决所有健康问题，我们必须认识到，饮食、运动、生活方式及药物治疗同样至关重要，这些方面也都必须得到妥善的管理和关注。饮食的均衡与多样性、规律的运动习惯、健康的生活方式，以及遵循医嘱服用药物，都是维护健康不可或缺的部分。特别是在需要药物治疗的情况下，不应随意停药，以免对病情造成不良影响。

有人可能会对此产生疑惑，到底是营养素在起作用，还是其他处方在起作用。实际上，营养素是对膳食营养不足的补充，它并不是孤立的“灵丹妙药”，而是综合干预方案中的一部分。

此外，每个人的基因、生活方式和生活环境存在差异，这些差异会导致慢性病的诱因异常复杂。因此，试图讨论哪个处方贡献更大并没有实际意义。在面对健康问题时，我们应该采取一种全面、综合的视角，根据个人的具体情况制订个性化的干预方案，而不是片面地强调某一个方面的作用。

值得警惕的是，某些公司打着"健康管理"的旗号，而实际只是单纯售卖保健食品，而没有饮食、运动、心理等生活方式方面的长期跟踪服务。

第七节　药物处方

用药是一件非常专业和严肃的事情。在面对疾病时，关于应该用什么药及如何正确使用，务必严格遵循医生的指导和建议。

一、药物的使用方法

1. 使用药物时　务必仔细阅读药品说明书。说明书上的信息大多涉及药物的作用机制及使用依据。药物使用的首要原则是循证，即依据可靠的证据来用药。例如，阿司匹林能够抗血小板聚集，这一点是有临床证据支持的；同样，长期服用阿司匹林可能出现胃出血的副作用，也是有确凿证据的。

2. 选择药物时　应遵循"少而精"的原则。很多老年人服用的药物中，可能有几种是不必要的。目前存在很多用药误区，有些人服用的很多药物是基于广告宣传而购买的。

3. 用药过程中　应充分听从医生的建议。医生开具的药物基本上是必要的，不要轻易自行停药。有些患者自我感觉良好，便擅自停药，这是不正确的做法。停药前应与医生进行充分沟通，并尊重医生的专业意见。

二、药物对慢性病是权宜之计

药物对于慢性病而言，通常只能解决当前的紧急问题，而并非针对疾病的真正根源。这就像屋顶漏水时，你放置了几个盆子来接水，这些盆子好比是药物，这只是一种暂时的权宜之计。真正需要的是赶紧添砖加瓦、修补漏洞，这才是扶正之道。使用盆子的目的是争取时间，以便再进行更彻底的修补，否则整座房子可能会出现更严重的问题。

用药的目的在于使身体的各项指标保持在安全范围内。当身体处于安全状态时，我们可以进一步采用非药物处方法来促进身体功能的恢复。这样，我们就可以耐心等待非药物处方发挥作用，慢慢调理我们的身体。当身体逐渐恢复活力，达到相对平衡的状态时，你会惊奇地发现，原来使用的药物是可以慢慢减量的，甚至有可能逐渐停药。

对于慢性病来说，药物往往是治标不治本，对症不对因。很多糖尿病患者一味地依赖药物，却没有达到满意的疗效，因为血糖总是降不下来。然而，仔细分析，这些患者的饮食要求没有按照糖尿病患者的饮食标准来执行。在这样的情况下，血糖怎么可能降下来呢？

三、药物处方与非药物处方的关系

药物处方和非药物处方（包括饮食、运动、生活方式、营养素）是相互补充、相辅相成的。两者的侧重点各有不同。当疾病已经发展到终末期时，应以药物治疗、先救命为主。然而，如果疾病尚处于早期阶段，可以先尝试将药物放在次要位置，尽量采用非药物处方，即通过改变生活方式等进行干预。

学会综合运用这五张处方来全面管理健康，你将获得意想不到的收获。这种方法可以帮助你减少生病、只生小病甚至不生病，从而达到更好的身心健康状态。

实践案例

改善生活方式战胜淋巴癌

某著名企业家、科技领军人物，在2013年被诊断为淋巴癌第四期。面对这一突如其来的打击，他选择了积极面对，并通过全方位调整生活方式，最终成功战胜了癌症。

他改善生活方式的具体措施如下。

（1）调整心态。在得知自己患癌后，他虽然一度心态消极，但很快调整过来，保持乐观和积极的心态。他坚信自己能够战胜病魔，这种信念成为他抗癌过程中的重要支撑。

（2）注重睡眠。他曾经是一个工作狂，作息非常不规律。患癌后，他深刻认识到睡眠对身体健康的重要性，开始注重保证充足的睡眠时间。他每天至少睡够7小时，并尽量保持规律的作息习惯。

（3）改善饮食和营养。他在抗癌过程中注重饮食的健康与均衡，减少了高热量、高脂肪、高糖分等不健康食物的摄入，增加了蔬菜、水果、全谷物等富含营养素食物的比例。

（4）增加运动。为了增强体质和提高免疫力，他开始坚持运动。他选择适合自己的运动方式，如跑步、散步等，并坚持每天进行适量的运动。

（5）配合治疗。在改善生活方式的同时，他积极配合医生的治疗方案。他接受了化疗等必要的治疗手段，并与医生保持密切的沟通与合作。

生活方式改善对他的影响：

（1）增强了免疫力。健康的生活方式显著提升了他的免疫力，使他的身体更有能力抵抗癌细胞的侵袭和扩散。

（2）提高了治疗效果。良好的心态和积极的生活方式有助于他更好地配合治疗，提高了治疗效果。经过一系列的治疗和康复过程，他的肿瘤最终完全消失。

（3）改善了生活质量。通过调整生活方式，他在抗癌过程中保持了相对较高的生活质量。他能够继续参加工作和社会活动，与家人和朋友保持亲密的联系。

（4）树立了榜样。他为其他癌症患者树立了榜样。他通过自己的努力证明了癌症并非是不可战胜的绝症，只要保持积极的心态和健康的生活方式，就有可能战胜病魔。

他的抗淋巴癌经历充分展示了生活方式改善对癌症患者的积极影响。通过调整心态、注重睡眠、改善饮食、增加运动等措施，患者可以在一定程度上提高治疗效果和生存率，改善生活质量。这个病例为其他癌症患者树立了战胜病魔的信心和勇气。

【 第七章 】

“以食为天”：营养素

民以食为天，饮食是生活方式中最基本也是最重要的一环，合理的膳食营养是生活方式干预的关键内容之一。

营养素是指维持机体生长、发育活动、繁殖及正常代谢所需的物质。这些物质必须从食物中摄取，以满足机体的最低需求。

身体必需的营养素分为七大类：蛋白质、脂类、碳水化合物（糖类）、矿物质、维生素、膳食纤维和水。不同的营养素具有不同的生理功能，通过新陈代谢，相互作用，共同参与、调节生命活动。

按照身体需求量不同，营养素分为两大类，一类是宏量营养素，另一类是微量营养素。蛋白质、脂类和碳水化合物是为身体提供能量的三大营养素，因为身体日常需求量大，被称为宏量营养素，也被称为三大产能、产热营养素。身体对维生素和矿物质的需要量较小，它们被称为微量营养素。

以上七大类营养素是身体必需营养素，除此之外，还有非必需营养素，对身体健康也很重要。

第一节　蛋　白　质

蛋白质是一切生命的物质基础，没有蛋白质就没有生命。正常成人体内，蛋白质含量为16%～20%，一个70kg健康成年男性体内含有11.2～14.0kg蛋白质。

组成蛋白质的主要氨基酸有20种，其中12种是体内合成的氨基酸，8种是成年人体内无法合成的。蛋白质主要含碳、氢、氧、氮四种元素，是人体唯一的氮源。

当人体摄入的蛋白质超过正常代谢所需时，多余的蛋白质在体内无法被及时利用，就会通过一系列生化反应转化为脂肪储存起来。

一、蛋白质的功能

蛋白质对生物体的正常生长、发育和代谢活动至关重要。

（1）蛋白质是构成细胞和生物体的主要成分。如肌肉蛋白、胶原蛋白等，它们为细胞和组织提供支撑和保护；参与形成生物膜，在物质运输、信息传递等方面发挥作用。

（2）蛋白质具有催化作用。酶是生物体内的一类特殊蛋白质，它们能催化生物体内的多种化学反应，维持生物体的正常代谢。

（3）蛋白质具有运输和储存功能。血红蛋白负责在血液中运输氧气，为生物体的有氧呼吸提供氧气来源。铁蛋白和铜蓝蛋白可以储存铁和铜，避免这些金属离子对细胞产生毒性。蛋清蛋白和乳清蛋白等是天然的蛋白质的储存形式。

（4）蛋白质具有信息传递和调节功能。一些蛋白质，如激素和神经递质，可在生物体内传递信息，调节生物体的生理活动。免疫球蛋白（抗体）在免疫过程中与相应抗原结合，执行免疫功能。

（5）蛋白质与运动功能有关。肌肉中的肌动蛋白和肌球蛋白等，与肌肉收缩和舒张等运动有关。

（6）蛋白质具有保护和防御功能。一些蛋白质具有抗菌、抗病毒的作用。免疫系统中的蛋白质能够识别和抵御外来病原体。

（7）蛋白质是构成生物体的重要活性物质。一些具有生理活性的肽类激素物质，包括胰岛素、胰高血糖素、生长激素、促甲状腺激素等，它们在调节生物体生长、发育和新陈代谢方面起重要作用。

二、蛋白质的食物来源和摄入量

1. 蛋白质的食物来源 基于蛋白质的食物来源可将蛋白质分为动物性蛋白质和植物性蛋白质两大类。

（1）动物性蛋白质

1）肉类：包括猪肉、牛肉、羊肉、鸡肉、鸭肉、鹅肉等，它们都是蛋白质的良好来源，含有高质量的蛋白质。

2）鱼类：鱼肉不仅味道鲜美，而且含有高质量的蛋白质，以及丰富的不饱和脂肪酸，如ω-3脂肪酸，其对心脑血管有益。

3）蛋类：鸡蛋、鸭蛋、鹌鹑蛋等蛋类含有优质蛋白质、多种维生素和矿物质。

4）奶制品：牛奶、羊奶等奶制品是蛋白质的重要来源，同时也富含钙质和其他营养素。

（2）植物性蛋白质

1）豆类：黄豆、黑豆、青豆等及其制品（豆腐、豆浆、豆腐干等）是植物性蛋白质的重要来源，其蛋白质含量高，且含有多种人体必需氨基酸。

2）坚果类：如核桃、杏仁、腰果等坚果类食品也含有较丰富的蛋白质，同时还富含健康的不饱和脂肪酸。

3）谷物类：虽然谷物类中蛋白质含量相对较低，但它们仍然是植物性蛋白质的重要来源之一。谷物蛋白质可以作为膳食中蛋白质的重要补充。

4）蔬菜类：虽然大多数蔬菜的蛋白质含量较低，但某些蔬菜如菠菜等也含有一定量的蛋白质。

2. 蛋白质的摄入量 因个体差异、年龄、性别、体重、活动水平及健康状态等因素而有所不同。通常，健康成人每日蛋白质的推荐摄入量为每千克体重0.8～1.0g。

随着年龄的增长，老年人的肌肉质量和功能会下降，容易出现肌少症。因此，老年人需要增加蛋白质的摄入量，以维持肌肉质量和功能。

为了满足胎儿和婴儿的生长需求，孕妇和哺乳期妇女需要增加蛋白质的摄入量。通常建议孕妇每天增加摄入约30g的蛋白质，哺乳期妇女每天增加摄入约20g的蛋白质。

某些慢性病如肾脏疾病、肝脏疾病患者，可能需要限制蛋白质的摄入量。在这种情况下，应该根据医生的建议来调整蛋白质的摄入量。

三、蛋白质的消化、吸收和代谢

1. 蛋白质的消化

（1）摄入：蛋白质主要存在于肉类、豆类、乳制品和谷物等食物中，人体通过食物摄入蛋白质。

（2）口腔消化：当含有蛋白质的食物进入口腔后，会先经过牙齿咀嚼，以方便下一步的消化和吸收。

（3）胃部消化：食物进入胃后，在胃酸和胃蛋白酶等作用下开始分解蛋白质，将其分解成多肽和氨基酸。

（4）小肠消化：食物进入小肠后，小肠中的胰蛋白酶和肠蛋白酶进一步分解多肽，生成寡肽和氨基酸。

2. 蛋白质的吸收 小肠细胞的表面有大量的微绒毛，这些微绒毛能够大大增加小肠的表面积，提高对氨基酸和寡肽的吸收效率。氨基酸和寡肽通过微绒毛被吸收进入细胞，然后进入血液，被输送到全身各处。

3. 蛋白质的代谢

（1）合成代谢：是蛋白质由氨基酸形成的过程。它依赖于5个过程：氨基酸合成、转录、翻译、翻译后修饰和蛋白质折叠。

（2）分解代谢：通过分解代谢，蛋白质被分解成氨基酸，这些氨基酸可以用于合成新的蛋白质，参与各种生物反应，维持生命活动。

关于蛋白质的摄入，需要注意以下几点。如果没有控制好蛋白质的摄入量，可能会加重胃肠负担，引起消化不良，因此，患者在日常生活中一定要控制好蛋白质的摄入量。应避免大量进食不容易消化的食物，如牛肉干、花生等。同时，也应避免暴饮暴食，以免引起消化不良。如果出现腹胀、腹痛、腹泻等身体不适症状，可以通过顺时针按揉腹部等方式来改善，也可以通过适当散步来缓解。若症状持续，应及时就医。

四、蛋白质失衡的危害

在日常饮食中应保持蛋白质摄入的平衡和适量。对于大多数人来说，根据年龄、性别、体重和活动量等因素，合理搭配食物，摄入适量的蛋白质是非常重要的。同时，如果存在蛋白质失衡的情况，应及时采取措施进行调整和纠正。

1. 蛋白质摄入不足的危害

（1）蛋白质是人体必需的营养成分之一，长期摄入不足会导致营养不良，使身体变得虚弱、消瘦，体重减轻，皮下脂肪减少，甚至可能出现水肿。

（2）蛋白质是构成免疫细胞和免疫因子的基础，缺乏蛋白质会导致免疫力下降，增加患病概率，身体也会变得比较虚弱。

（3）严重的蛋白质缺乏可能会引起低蛋白血症，表现为身体消瘦、贫血，增加感染的概率。

（4）缺乏蛋白质还可能导致皮肤干燥、脱发、肌肉萎缩等问题，女性可能出现胸臀下垂等情况。

2. 蛋白质摄入过量的危害

（1）过量的蛋白质摄入会增加消化系统的负担，导致消化不良、腹胀、腹泻等问题。

（2）蛋白质在体内代谢过程中会产生尿素等废物，这些废物需要通过肾脏排出体外。过量摄入蛋白质会增加肾脏的负担，长期如此可导致肾脏功能受损。

（3）摄入过量的蛋白质后如果没有及时消耗，可能会转化为脂肪储存在体内，导致体重增加。

（4）蛋白质失衡还可能与其他营养素失衡相互作用，进一步加剧其负面影响。

第二节 脂 类

脂类包括脂肪（甘油三酯）和类脂，脂肪的主要成分为脂肪酸。

脂肪酸按满足机体需要的程度可分为必需脂肪酸和非必需脂肪酸。必需脂肪酸是人体不能合成，必须由食物供给的脂肪酸，如ω-3脂肪酸，主要包括α-亚麻酸（ALA）、二十碳五烯酸（EPA）和二十二碳六烯酸（DHA），ω-6脂肪酸主要包括亚油酸（LA）和花生四烯酸（AA）。非必需脂肪酸主要是饱和脂肪酸，人体能够自身合成，可以不从食物中直接摄取。

脂肪酸按饱和程度可分为饱和脂肪酸、单不饱和脂肪酸和多不饱和脂肪酸。

饱和脂肪酸是碳氢链上没有不饱和键的脂肪酸，如硬脂酸、软脂酸等。

单不饱和脂肪酸是碳氢链上有一个不饱和键的脂肪酸，如油酸，常见于橄榄油等植物油中。

多不饱和脂肪酸是碳氢链上有2个或2个以上不饱和键的脂肪酸，如亚油酸、α-亚麻酸等。

类脂包括磷脂、固醇类等。磷脂是含有磷酸的脂类，如甘油磷脂和鞘磷脂，是生物膜的重要组成成分。固醇类主要包括胆固醇等。

反式脂肪酸

反式脂肪酸是一种特殊类型的不饱和脂肪酸，有天然和人造两种类型。天然来源的反式脂肪酸存在于某些动物的脂肪和乳制品中，这些天然反式脂肪酸通常不会对人体产生显著危害。

人造反式脂肪酸的主要来源是植物油的氢化过程。在这个过程中，植物油在加压和催化剂的作用下加氢硬化，从液态不饱和脂肪酸变成固态或半固态的饱和脂肪酸。部分氢化过程会产生反式脂肪酸作为副产物。此外，食用油经过高温脱臭工艺也会产生少量反式脂肪酸。

人造反式脂肪酸因其稳定性好、口感佳、延长食品保质期等优点，在食品工业中有广泛应用。常见的含有人造反式脂肪酸的食品包括烘焙食品（如蛋糕、饼干、面包等）、油炸食品（如薯条、炸鸡等）、快餐食品，以及人造奶油、起酥油等。

人造反式脂肪酸是一类对健康不利的不饱和脂肪酸，应采取措施限制食品中的人造反式脂肪酸含量。长期过量摄入人造反式脂肪酸对人体健康有诸多危害，主要包括增加心血管疾病风险（如冠心病、动脉硬化等）、引发肥胖、影响胰岛素敏感性（增加患糖尿病的风险）、导致炎症反应，以及损害大脑功能和记忆力等。此外，人造反式脂肪酸还可能对青少年中枢神经系统的生长发育造成不良影响。

根据《中国居民膳食指南（2022）》的建议，中国居民每日反式脂肪酸摄入量不应超过2g。

为了减少反式脂肪酸的摄入，建议采取以下措施。

选择天然食物：如新鲜水果、蔬菜、全谷物、坚果等，这些食物不含反式脂肪酸。

避免高度加工的食品：如油炸食物、快餐和糕点等，这些食物往往含有较多的反式脂肪酸。

注意食品标签：如果加工食品配料中注明含有“氢化植物油”“植物奶油”“起酥油”“人造黄油”等成分，则表明该食品含有反式脂肪酸。

一、脂肪酸的功能

脂肪酸不仅参与能量代谢，还在细胞结构、激素合成及多种生理过程中发挥核心作用。

（1）脂肪酸是人体主要的能量来源之一，尤其是在长时间未进食或高强度活动时。它们被氧化分解为乙酰辅酶A，进入三羧酸循环，最终产生大量的三磷酸腺苷（ATP），为身体提供能量。

（2）脂肪酸是细胞膜的重要组成部分，特别是磷脂中的脂肪酸。它们参与构建细胞膜的双层结构，维持细胞的完整性和功能。

（3）参与合成多种激素，如类固醇激素（如性激素、肾上腺皮质激素）、甲状腺激素等。这些激素在调节生长、发育、代谢、免疫和生殖等方面发挥着重要作用。

（4）维持体温和保护脏器。脂肪作为热的不良导体，有助于维持体温的恒定。同时，脂肪还能作为填充衬垫，防止和缓冲因震动而造成的对器官、组织、关节的损害。

（5）脂肪酸（尤其是多不饱和脂肪酸，如DHA和EPA）对大脑和视力的发育至关重要。DHA是人脑的重要组成成分之一，有助于增强学习和记忆功能。EPA则能够维持视力，促进视网膜的发育。

（6）脂肪酸能够调节血脂和心血管健康。某些多不饱和脂肪酸（如ω-3脂肪酸）能够降低血液中的甘油三酯和胆固醇水平，改善血液循环，降低血液黏度，对防治心脑血管疾病具有积极作用。

（7）脂肪酸具有抗氧化和免疫调节功能。脂肪酸还具有一定的抗氧化功能，能够保护细胞免受自由基的损害。此外，它们还能增强皮肤免疫力，预防皮肤炎症的发生。

在日常饮食中应合理搭配食物，确保摄入足够的必需脂肪酸，同时避免过多摄入饱和脂肪酸和反式脂肪酸，并维持ω-6脂肪酸与ω-3脂肪酸比率不超过4：1以维护身体健康。

二、类脂的功能

（1）构成生物膜和细胞结构。类脂是细胞膜和亚细胞器的重要组成部分，磷脂与蛋白质结合形成的脂蛋白是这些膜结构的主要组成部分。磷脂对于维持膜的通透性和流动性至关重要。胆固醇是所有体细胞的重要构成成分，并大量存在于神经组织中，对于细胞膜的完整性和稳定性有重要作用。

（2）参与物质代谢。类脂参与胆固醇代谢，若胆固醇正常代谢受阻，可能导致动脉粥样硬化等健康问题。类脂也是合成前列腺素等生理活性物质的前体，这些物质在人体内发挥多种作用。

（3）维持生理功能。类脂中的脑磷脂大量存在于脑白质中，参与神经冲动的传导，对于神经系统的正常功能有重要作用。鞘磷脂是神经鞘的重要成分，可保持神经鞘的绝缘性，有助于神经信号的传导。类脂还有助于维持视力，如α-亚麻酸缺乏可能引起光感受器细胞受损。

（4）提供能量。虽然类脂不是主要的能量来源，但在特定情况下，如长时间缺乏碳水化合物时，类脂也可以被分解产生能量。

三、脂类的消化、吸收和转运

1. 脂类的消化 脂类主要在小肠中消化。胆汁从胆囊中流入小肠，其中的胆盐能够将脂肪分解成更小的脂肪滴，这个过程称为乳化。胰脂肪酶开始分解这些脂肪滴，将它们转化为游离脂肪酸和甘油，这个过程称为水解。

2. 脂类的吸收 甘油和小分子脂肪酸可以直接进入门静脉血液中。

长链脂肪酸和甘油单酯先通过小肠细胞重新合成甘油三酯，并与磷脂、胆固醇和蛋白质形成乳糜微粒。乳糜微粒通过淋巴系统进入血液循环，最终被肝脏吸收。

3. 脂类的转运 乳糜微粒转运外源脂肪，即从食物中摄取的脂肪。极低密度脂蛋白（VLDL）转运内源脂肪，即体内合成的脂肪。

低密度脂蛋白（LDL）主要负责将胆固醇转运到肝脏。LDL水平过高可导致动脉粥样硬化等健康问题。

高密度脂蛋白（HDL）可将胆固醇从组织中运回肝脏进行代谢，有助于降低血液中的胆固醇水平。

四、脂类的食物来源和摄入量

1. 健康的脂类食物来源

（1）植物油：橄榄油、亚麻籽油、葵花籽油、玉米油、花生油、大豆油等。这些油富含不饱和脂肪酸，尤其是多不饱和脂肪酸（如ω-3脂肪酸和ω-6脂肪酸）。

（2）动物油：猪油、牛油、羊油等。这些油脂富含饱和脂肪酸，应适量摄入。

（3）坚果和种子：核桃、杏仁、腰果、榛子、花生、南瓜子、亚麻籽、奇亚籽等。这些坚果和种子是健康脂肪的来源，富含不饱和脂肪酸和膳食纤维。

（4）鱼类：深海鱼类如三文鱼、鲭鱼、金枪鱼等。这些鱼类富含ω-3多不饱和脂肪酸，特别是EPA（二十碳五烯酸）和DHA（二十二碳六烯酸），对心血管健康有益。

（5）肉类和禽类：瘦猪肉、瘦牛肉、鸡肉、鸭肉、火鸡肉等。这些肉类含有一定量的脂肪，包括饱和脂肪酸和不饱和脂肪酸。选择瘦肉可以减少饱和脂肪酸的摄入。

（6）奶制品：全脂牛奶、酸奶、奶酪、黄油等。这些奶制品含有一定量的脂肪，但同时也是钙和其他营养素的重要来源。因其中饱和脂肪酸含量较高，建议限制摄入总量，或者可以选择低脂或无脂奶制品来减少脂肪摄入。

（7）鸡蛋黄也是脂肪的重要来源，尤其是富含磷脂和胆固醇。

2. 脂类的摄入量 过多或过少的脂类摄入都可能对健康产生不良影响。

脂肪摄入量标准为每日50～60g。这个数值是基于一般成年人的能量需求和健康需求给出的建议。脂肪摄入量占总能量的比例为20%～25%。

饱和脂肪酸（SFA）摄入量应少于总能量的10%。饱和脂肪酸主要存在于动物性食品中，过量摄入可能增加心血管疾病的风险。

单不饱和脂肪酸（MUFA）和多不饱和脂肪酸（PUFA）的比例应保持在10%左右。这些不饱和脂肪酸对健康有益，可以降低心血管疾病的风险，改善血脂水平。

高胆固醇血症患者应进一步降低饱和脂肪酸的摄入量，有助于降低血脂水平，减少心血管疾病的风险。

每天烹调用油建议为25～30g，相当于2～3汤匙，这不包含食物本身含有的脂肪，是为了确保在烹饪过程中不过量添加脂肪，从而整体控制脂肪摄入量。

五、脂类失衡的危害

为了保持健康，我们应该注意保持脂类摄入的平衡，避免摄入过多或过少。同时，通过合理的饮食和生活方式，可以有效预防和治疗脂类失衡所带来的问题。

1. 脂类食物摄入过量的危害

（1）引起肥胖：当脂类食物的摄入大于消耗时，主要表现为肥胖。这种肥胖通常是全身性的，四肢粗壮，同时皮肤细腻、有光泽、有弹性。肥胖是高血压、糖尿病、心脑血管疾病等多种慢性病的重要危险因素。

（2）心血管疾病风险增加：长期高脂血症会使动脉壁内的脂质沉

积形成动脉粥样硬化，增加心血管疾病的发生风险。特别是对于中年人和老年人，高脂血症可能会增加冠心病和脑卒中等疾病的风险。

（3）糖尿病风险增加：高甘油三酯水平也会增加患糖尿病的风险，甚至可能加重疾病的进程。

（4）肝损伤：血液中大量的脂质也可能对肝脏造成损害，导致脂肪肝和肝纤维化。

2. 脂类食物摄入不足的危害

（1）消瘦：当脂类食物摄入低于消耗时，首先表现为体重减轻，即消瘦。

（2）导致脂溶性维生素缺乏：脂溶性维生素包括维生素A、维生素D、维生素E和维生素K，它们需要在脂肪的帮助下才能被人体吸收。因此，当脂类摄入不足时，会出现脂溶性维生素缺乏的症状。

第三节　碳水化合物

碳水化合物是由碳、氢和氧三种元素组成的化合物，它们是自然界中分布最广、含量最多的有机物质，也是人体最经济和最主要的能量来源。

一、碳水化合物的分类

（1）单糖：是最简单的碳水化合物，可以直接被人体吸收利用，如葡萄糖、果糖和半乳糖。

（2）双糖：需要在肠道内被分解为单糖后才能被吸收。由两个单糖分子组成，包含蔗糖（葡萄糖+果糖）、乳糖（葡萄糖+半乳糖）和麦芽糖（两个葡萄糖分子）。

（3）多糖：由多个单糖分子通过糖苷键连接而成，包含淀粉、纤维素和糖原等。

二、碳水化合物的功能

碳水化合物在体内被消化后，能够迅速氧化为机体提供能量。碳水化合物是构成机体组织细胞的重要物质，并参与多种生理活动。

（1）具有节氮作用：当碳水化合物摄入不足，能量供给不能满足机体需要时，膳食蛋白中会有一部分通过糖原异生分解成葡萄糖，以满足机体对能量的需要。摄入充足的碳水化合物则可以节约这一部分蛋白质的消耗，不需要动用蛋白质来供能，增加体内氮质潴留。

（2）具有抗生酮作用：膳食中充足的碳水化合物可避免脂肪不完全氧化而产生过量的酮体，有助于防止酮症酸中毒。

（3）具有解毒作用：肝脏中的葡萄糖醛酸是重要的解毒剂，能与许多有害物质，如细菌、毒素、乙醇、砷等结合并排出体外。不能消化的碳水化合物在肠道细菌作用下发酵产生的短链脂肪酸也有一定的解毒作用。

（4）具有调节血糖的作用：合理使用碳水化合物可以有效调节血糖，这对于糖尿病患者来说尤为重要。

（5）具有维持脑细胞功能的作用、葡萄糖是维持大脑能量的唯一来源，参与细胞和组织的构成，维持脑细胞的正常功能。

碳水化合物还有助于改善肠道功能、防止便秘、预防龋齿。

三、碳水化合物的消化和吸收

1. 碳水化合物的消化 碳水化合物的消化是一个从口腔开始，经过胃和小肠，最终在小肠中完成的过程。

（1）口腔阶段消化：首先进行唾液分泌。当食物进入口腔时，唾液腺开始分泌唾液。唾液中主要含有水和电解质，但还包含一种重要的酶——唾液淀粉酶（也称为α-淀粉酶）。然后进行初步消化：唾液淀粉酶开始分解食物中的淀粉，将其部分水解为较短的链状多糖（如麦芽糖）和少量的葡萄糖。但由于在口腔中的停留时间相对较短，这一阶段的消化并不完全。

（2）胃阶段消化：食物通过食管进入胃后，胃酸开始分泌。胃酸主要由盐酸组成，其pH非常低，这有助于杀死食物中的微生物。然而，胃酸对碳水化合物的消化作用较小，胃液中并不含有能够有效水解碳水化合物的酶。胃的蠕动作用将食物与胃液混合，形成食糜，并推送到小肠。

（3）小肠阶段消化：胰腺分泌的胰液进入小肠。胰液中含有多种酶，其中最重要的是胰淀粉酶，它能够进一步将淀粉分解为麦芽糖、麦芽三糖和糊精等。小肠壁上的肠腺也会分泌肠液，肠液中含有麦芽糖酶等多种酶类，这些酶能够将麦芽糖等寡糖进一步分解为单糖（如葡萄糖）。

2. 碳水化合物的吸收 碳水化合物经过胰液和肠液的作用，被分解为单糖后，通过肠黏膜上皮细胞被吸收进入血液循环。

四、碳水化合物的食物来源和摄入量

1. 碳水化合物的食物来源 碳水化合物的食物来源相当广泛，由于食物种类的不同，其所含碳水化合物的种类和量也有所差异。要根据个人的身体状况和营养需求，合理控制碳水化合物的摄入量。

（1）蔬菜、水果：大部分蔬菜、水果均含有碳水化合物，尤其是一些甜味水果，如香蕉、橙子、梨、桃等，它们除了含有葡萄糖、果糖等单糖外，还含有一些多糖。

（2）谷类：是碳水化合物的主要食物来源之一，包括大米、小麦、玉米、燕麦等。它们含有丰富的淀粉，是人体获取能量的重要途径。面包、饼干、包子、馒头等也是碳水化合物的良好来源，它们都有谷物成分，淀粉含量较高。

（3）薯类：红薯、紫薯、马铃薯、山药等薯类食物也富含碳水化合物，主要是淀粉。这些食物不仅口感好，而且营养价值高，是日常饮食中常见的碳水化合物来源。

（4）奶制品：如牛奶、羊奶等除含有蛋白质外，还含有丰富的乳糖（一种碳水化合物）。乳糖在人体内可以分解为葡萄糖和半乳糖，为身体提供能量。

（5）甜食和糖类：甜食如蛋糕、巧克力、冰淇淋、奶茶等，糖类如白糖、红糖等，都含有丰富的碳水化合物，尤其是单糖和双糖。但这类食物通常热量较高，过量摄入可能导致肥胖等健康问题，应适量食用。

（6）豆类：如大豆、绿豆、红豆等也含有一定的碳水化合物，主要以多糖形式存在。豆类还富含蛋白质和膳食纤维，是营养丰富的食物。

2. 碳水化合物的摄入量

（1）对于大多数成年人，碳水化合物的摄入量应占总能量摄入的45%～65%，应保持在每天150～300g的范围内。

（2）活动量大的人（如运动员或体力劳动者）可能需要更多的碳水化合物来提供能量。

（3）对于糖尿病患者，碳水化合物的摄入量需要特别控制，以维持血糖稳定，应在医生或营养师的指导下制订个性化的碳水化合物摄入计划。

选择富含复杂碳水化合物的食物，如全谷物、豆类、蔬菜、水果和薯类。这些食物富含纤维和其他营养素，有助于维持肠道健康和控制血糖水平。

限制高糖食物的摄入，如糖果、甜饮料和甜点。这些食物中的简单糖（如蔗糖和果糖）可能导致血糖快速上升和下降，对健康不利。

定期监测体重、血糖和其他健康指标，根据监测结果，可以适当调整碳水化合物摄入量以达到健康目标。

五、碳水化合物失衡的危害

在饮食中，应适当控制碳水化合物的摄入量，特别是高糖、高脂肪的食物，同时增加膳食纤维的摄入，如蔬菜水果和全谷类食物等。

1. 碳水化合物摄入过量的危害

（1）引起肥胖：过量的碳水化合物摄入会转化为脂肪储存在体内，导致体重增加和肥胖。肥胖是高血压、糖尿病、心脑血管疾病等多种慢性病的重要危险因素。

（2）引起血糖升高：过多的碳水化合物摄入会迅速升高血糖水平，长期如此可能导致胰岛素抵抗和糖尿病。

（3）引起血脂异常：过量的碳水化合物摄入可能导致血脂异常，如甘油三酯增高、高密度脂蛋白胆固醇偏低等，增加心血管疾病的风险。

（4）引起消化问题：过量的碳水化合物摄入可能增加消化系统的负担，导致腹胀、腹泻等问题。

2. 碳水化合物摄入不足的危害

（1）引起能量供应不足：碳水化合物是身体的主要能量来源。摄入不足会导致身体缺乏能量，出现疲劳、无力、头晕等症状，影响日常生活和工作效率。

（2）引起血糖水平下降：碳水化合物消化后会转化为葡萄糖，进入血液成为血糖。碳水化合物摄入不足会导致血糖水平下降，可能引发低血糖症状，如心慌、手抖、出冷汗、饥饿感等。

（3）引起酮症酸中毒：当身体长时间缺乏碳水化合物时，会开始分解脂肪以获取能量，产生酮体。过多的酮体在血液中积累会导致酮症酸中毒，这是一种严重的代谢性酸中毒状态，可能危及生命。

（4）引起营养不良：富含碳水化合物的食物也是维生素和矿物质的重要来源。这类食物长期摄入不足可能导致维生素和矿物质缺乏，引起营养不良。

第四节 矿 物 质

矿物质是自然界中存在的天然元素，是人体内除去碳、氢、氧、氮以外的所有化学元素的统称。它们本身并不供能，主要在构成人体的物质和调节体内生理、生化功能方面发挥重要作用。

宏量元素包括钙、磷、镁、钾、钠、氯、硫7种，其含量占人体总重量的0.01%以上。

已被确认与人体健康和生命有关的必需微量元素包括铁、碘、锌、铜、硒、钼、铬、钴，其含量占人体总重量的0.01%以下。

一、矿物质的功能

（1）构建、维护骨骼和牙齿：许多矿物质，尤其是钙和磷，是骨骼和牙齿的主要组成部分。钙是构成骨骼和牙齿的基本元素，而磷则有助于骨骼的矿化。此外，镁也参与骨骼的形成和维护。

（2）维持电解质平衡：钾、钠和氯等矿物质是维持细胞内外电解质平衡的重要元素。这些矿物质在神经传导、心肌收缩和液体平衡等方面起着关键作用。

（3）维持酸碱平衡：钾、钠、钙和镁等矿物质对于维持体内的酸碱平衡至关重要。

（4）激活酶：许多矿物质都是酶的辅因子，帮助酶在生物化学反应中起催化作用。例如，锌是许多酶的活性中心，对于蛋白质代谢、DNA合成和免疫功能至关重要。

（5）维持正常的神经和肌肉功能：钙、镁和钾等矿物质在信号传导中起着关键作用，它们参与神经信号的传递和肌肉的收缩过程。

（6）维持正常的心脏功能：钾、钙和镁等矿物质对于心脏的正常搏动和节律至关重要。它们参与心肌细胞的电活动，确保心脏能够正常地泵血。

（7）形成红细胞和输送氧气：铁是血红蛋白的组成部分，而血红蛋白是红细胞中负责携带氧气的蛋白质。

（8）具有免疫功能和抗氧化：矿物质（如锌、硒和铜等）参与免疫细胞的增殖和分化，帮助身体抵抗病原体和感染。此外，硒还是一种抗氧化剂，有助于清除体内的自由基，保护细胞免受氧化损伤。

（9）维持正常的血糖水平：铬和镁等矿物质参与血糖的调节过程，有助于维持血糖水平的稳定。铬是葡萄糖耐量因子的组成部分，可以提高胰岛素的敏感性，而镁则参与糖代谢过程。

（10）维持正常的血压：钠和钾等矿物质在血压调节中起着关键作用。

二、矿物质的食物来源和摄入量

1. 矿物质的食物来源

（1）钙：主要来源于奶制品，如牛奶、酸奶、奶酪等；海产品，如牡蛎、虾、蟹、沙丁鱼、鳕鱼、金枪鱼等；蛋类、豆制品；绿叶蔬菜；坚果等。

（2）铁：主要来源于肉类，如牛肉、羊肉、鸡肉、鸭肉等；鱼类和贝类，如金枪鱼、沙丁鱼、蛤蜊等。豆类，如黄豆、黑豆、红豆等；坚果和种子，如核桃、杏仁、南瓜子等；蔬菜，如菠菜、甜菜根等；全谷物，如糙米等。

（3）锌：主要来源于贝类，如牡蛎、扇贝等；肉类，如牛肉、猪肉、鸡肉等；豆类，如黄豆、黑豆等；坚果，如核桃、腰果等；蛋类，如鸡蛋、鸭蛋等。

（4）镁：主要来源于蔬菜，如菠菜、甘蓝等；全谷物，如糙米等；豆类，如黄豆、黑豆等；坚果和种子，如杏仁、南瓜子等；鱼类，如沙丁鱼、鲑鱼等。

（5）硒：主要来源于海产品，如鲑鱼、沙丁鱼、海带等；肉类，如牛肉、鸡肉等；坚果和种子，如核桃等；蔬菜，如洋葱、大蒜等。

（6）磷：主要来源于鱼类，如沙丁鱼、鳕鱼等；肉类，如鸡肉、牛肉、猪肉等；蛋类，如鸡蛋、鸭蛋等；豆类，如黄豆、黑豆等；坚果和种子，如杏仁、核桃等。

（7）钾：主要来源于香蕉，每100g香蕉约含256mg钾；土豆，每100g土豆约含342mg钾；豆类，如黑豆、红豆等；蔬菜，如菠菜、番茄等。

（8）其他矿物质：如锰、铜等微量元素，在多种食物中都有，如坚果、种子、肉类、蔬菜等。

2. 矿物质的推荐摄入量

（1）钙：19～50岁成年人及51～70岁男性每天800～1000mg，51～70岁女性及70岁以上人群每天1200mg，孕妇和哺乳期妇女建议每天再增加200mg。

（2）镁：成年男性每天400mg，成年女性每天310mg，妊娠期和哺乳期女性摄入量会有所增加。

（3）磷：成年人每天700mg。

（4）钾：成年人每天4.7g。

（5）钠：成年人每天1.5g。

（6）锌：成年男性每天10.4mg，成年女性每天6.1mg。

（7）铁：成年男性每天12mg，成年女性每天20mg。50岁以上人群每天12mg。

（8）铜、硒等其他矿物质：每种矿物质的推荐摄入量因个体和生理状况的不同而有所差异。

三、矿物质失衡的危害

1. 矿物质缺乏的危害

（1）钙缺乏：可能导致骨骼问题，如骨质疏松、骨折等。此外，钙还参与神经传导和肌肉收缩，因此钙缺乏还可能导致肌肉痉挛、心律不齐等症状。

（2）铁缺乏：最常见的是导致贫血，即缺铁性贫血。症状包括疲劳、面色苍白、易感染等。

（3）锌缺乏：可能导致生长迟缓、免疫功能下降、伤口愈合缓慢等。

（4）碘缺乏：可能导致甲状腺功能减退，进而影响新陈代谢和生长发育。

2. 矿物质过量的危害

（1）钙过量：可能导致肾结石、软组织钙化等问题。长期大量摄入钙还可能增加心血管疾病的风险。

（2）铁过量：可能导致肝脏和其他器官的损伤，还可能使糖尿病、心脏病等的患病风险增加。

（3）长期大量摄入锌可能导致铜缺乏，因为锌和铜在肠道中存在竞争吸收的关系。锌过量还可能引起恶心、呕吐、腹泻等消化系统症状。

（4）碘过量：可能导致甲状腺功能亢进或减退，引发一系列相关的健康问题，如心悸、多汗、体重下降或增加等。

第五节　维　生　素

维生素是维持人体正常生命活动所必需的营养素，目前公认的必需维生素有13种，可分为脂溶性维生素和水溶性维生素。

脂溶性维生素包括维生素A、维生素D、维生素E、维生素K。

水溶性维生素包括维生素C、维生素B_1、维生素B_2、维生素B_6、维生素B_{12}、烟酸、泛酸、叶酸、生物素。

一、维生素的功能

1. 促进生长发育 维生素对于骨骼、牙齿、肌肉等的生长和发育至关重要。维生素D有助于钙的吸收和骨骼的健康发育，而维生素A则对视力、皮肤、免疫系统等有重要影响。

2. 维持正常生理功能 维生素B族参与能量代谢过程，帮助身体将食物转化为能量；维生素C则参与胶原蛋白的合成，有助于维持皮肤、血管等组织的健康。

3. 提高免疫力 维生素A有助于维持呼吸道黏膜的健康，增强对细菌和病毒的抵抗力；维生素C则可以提高白细胞的活性，增强免疫力。

4. 抗氧化作用 维生素E和维生素C都是强效抗氧化剂，有助于保护心血管健康、延缓衰老等。

5. 参与激素合成 维生素D参与钙磷代谢和甲状旁腺激素的分泌，有助于维持血钙平衡；维生素A则参与性激素的合成，对生殖健康有重要作用。

二、维生素的食物来源

1. 脂溶性维生素

（1）维生素A：主要存在于动物性食品（如鱼肝油、动物内脏、奶油），以及植物性食品（如番茄、胡萝卜、红薯、香蕉、橙子、桃子等）中。植物中的胡萝卜素可以在体内转化为维生素A。

（2）维生素D：主要存在于动物性食物中，如蛋黄、乳制品、深海鱼类等。此外，人体皮肤在阳光照射下也可以合成维生素D。

（3）维生素E：主要存在于鸡蛋、植物油、坚果等食物中，属于强抗氧化剂。

（4）维生素K：主要存在于菠菜等绿叶蔬菜中，以及奶酪、蛋黄等食物中。

2. 水溶性维生素

（1）维生素B族：维生素B_1主要存在于瘦肉、大豆等食物中，维生素B_2多存在于蛋黄、肝、肾、河蟹、酵母、紫菜、西蓝花等食物中；维生素B_3主要存在于酵母、谷物、动物肝脏、米糠等食物中。泛酸的主要食物来源是肉类和动物内脏、蘑菇、鸡蛋、甘蓝和某些酵母，全谷物也是良好的泛酸来源。叶酸广泛存在于动植物性食物中，主要来源为动物内脏、鸡蛋、豆类和绿叶蔬菜等。

（2）维生素C：主要来源于新鲜的水果（如柑橘、柠檬、柚子、鲜枣、山楂、草莓等）和蔬菜（如辣椒、油菜、菠菜、卷心菜、西蓝花、苦瓜等）。叶菜类的维生素C含量通常比根茎类的蔬菜要多。

三、维生素失衡的危害

1. 维生素缺乏的危害

（1）维生素A缺乏可能导致夜盲症、干眼症，严重时会导致失明。此外，维生素A缺乏还会影响皮肤健康，使皮肤变得干燥、粗糙。

（2）维生素B_1（硫胺素）缺乏可导致脚气病，表现为神经系统症状，如多发性神经炎、肌肉萎缩、组织水肿等。

（3）维生素B_2（核黄素）缺乏可引起口角炎、唇干裂、舌炎、阴囊皮炎、结膜炎和脂溢性皮炎等。

（4）维生素B_6缺乏可导致皮炎、痉挛、贫血等。

（5）维生素B_{12}缺乏可引起巨幼红细胞贫血和高同型半胱氨酸血症。

（6）维生素C缺乏可导致维生素C缺乏症，表现为牙龈出血、肿胀，严重者可能出现贫血和心力衰竭。

（7）维生素D缺乏会影响钙的吸收和利用，导致佝偻病、骨软化和骨质疏松等问题。

（8）维生素E缺乏能导致溶血性贫血、肌肉萎缩等问题。

2. 维生素过量的危害 虽然维生素过量的情况相对较少，但也有可能发生，尤其是当大量服用维生素补充剂时。

（1）维生素A过量可能导致头痛、呕吐、视盘水肿、嗜睡等症状，严重时可能导致肝损伤。

（2）维生素D过量可导致高钙血症，引起软组织钙化，甚至可能造成肾衰竭。

（3）虽然水溶性维生素B族过量时通常会被身体排出，但极高剂量的维生素B_6可能引起神经损伤和光敏感。

（4）虽然维生素C过量通常被认为是安全的，因为多余的维生素C会被排出体外，但极高剂量的维生素C可能引起腹泻和其他消化系统不适。

第六节　水

水在人体中的含量最多，含量随年龄变化而有所不同，占人体组成的50%～80%，是一种必不可少的营养素。

水在人体中有多种重要作用：参与营养物质的输送和体内物质的代谢，调节体温，维持消化和吸收，以及作为体内各部位的润滑剂。水还是体液的基础成分，对维持正常生命活动至关重要。人体每天都需要摄入一定量的水来维持体内的水平衡。

建议养成规律的饮水习惯，分多次饮，每次少量摄取，不要暴饮。早晨起床后可空腹喝一杯。切忌饮用过量的含糖饮料。自来水、纯净水、矿泉水、天然水等可以作为良好的饮用水来源，不宜饮用生水。通常建议每天喝7～8杯水，相当于1500～1700ml。如果活动量大、出汗多，则需要相应增加饮水量，帮助机体及时补水。

1. 人体所需水的来源

（1）代谢水：三大营养素（碳水化合物、蛋白质和脂肪）在消化过程中，除了产生能量和二氧化碳外，还会产生一定量的水。这部分水通常称为代谢水，每天从食物中产生的代谢水约为300ml。

（2）食物中的水：食物本身也含有水分。例如，米饭中的含水量大约在60%，而蔬菜、水果中的含水量常常在80%～90%甚至更多。每天通过食物进入人体的水大约为1000ml。

（3）饮品：日常饮品的主要来源包括各种饮用水、茶水、汽水等。每天通过饮品摄入的水分大约为1200ml。

以上三项合计，每天进入人体的水分大约为2500ml。

2. 脱水 是指体内水分不足，由摄入水分不足、过度出汗、呕吐、腹泻或利尿剂等造成的。

脱水的危害如下。

（1）脱水会导致血液浓缩，使血液循环变得困难，进而影响氧气和营养物质的输送。

（2）严重脱水时，肾脏的血流减少，可能导致肾功能不全或肾衰竭。

（3）脱水会影响体内电解质的平衡，尤其是钠和钾，这可能导致心律失常和其他心脏问题。

（4）脱水减少了汗液的分泌，影响体温的调节，可能导致中暑或热射病。

（5）即使是轻度脱水，也可能影响大脑的功能，导致注意力不集中、记忆力下降等。

第七节 膳食纤维

膳食纤维是一种多糖，它既不能被胃肠道消化吸收，也不能产生能量。膳食纤维具有相当重要的生理作用，因此被营养学界补充认定为第七类营养素，与蛋白质、脂类、碳水化合物、维生素、矿物质与水等传统六类营养素并列。

1. 膳食纤维分为两大类

（1）可溶性膳食纤维：主要来源于果胶、藻胶、魔芋等。魔芋的主要成分为葡甘露聚糖，吸水性强，具有降血脂、降血糖及良好的通便作用。

（2）不可溶性膳食纤维：主要来源于麦麸、麦片、全麦粉、糙米、燕麦等全谷物类食物，豆类、蔬菜和水果等。

2. 膳食纤维在体内具有重要的生理作用

（1）增加饱腹感：膳食纤维在胃中吸水膨胀，增加胃内容物的容积，延缓胃排空速率，从而使人产生饱腹感，有利于糖尿病和肥胖症患者减少进食量。

（2）促进排便：不溶性膳食纤维通过吸水作用增加粪便体积，刺激肠壁蠕动，促进粪便排泄，减少粪便在肠道中的停滞时间及粪便中有害物质与肠道的接触。

（3）降低血糖和血胆固醇：膳食纤维可减少小肠对糖的吸收，使血糖不致因进食而快速升高，同时也可吸附胆固醇和胆汁酸，降低其吸收率，从而达到降血脂的作用。

（4）预防疾病：膳食纤维可降低患肠癌的风险，预防憩室炎、便秘、痔疮等疾病，并减少和预防有害化学物质对人体的毒害作用。

3. 膳食纤维的主要来源

（1）谷物类粗粮：如小米、小麦、玉米、燕麦等。

（2）豆类：如黄豆、绿豆、扁豆、豌豆等。

（3）蔬菜和菌类：如芹菜、白菜、卷心菜、木耳、香菇等。

（4）水果：如柑橘、菠萝、香蕉、山楂、樱桃等。

第八节 非必需营养素

非必需营养素是指那些人体可以通过自身合成或由体内其他物质转化而来的营养素，因此不一定需要通过食物来摄取。它们在人体内的含量和活性对于维持人体健康具有重要作用。适量摄入富含非必需营养素的食物，有助于预防慢性病、延缓衰老、提高免疫力等。

非必需营养素主要包含以下类别。

1. 黄酮类化合物 具有抗氧化作用，能抑制自由基生成并清除自由基，扩张血管，增加心肌收缩力，降低多种心血管疾病的发生率。广泛存在于植物中，如水果、蔬菜等。

2. 有机硫化物 具有辅助抗肿瘤、抗氧化、抗菌、调节机体免疫、调节脂肪代谢等作用。此类物质包括芥子油苷（硫代葡萄糖苷）及其水解产物异硫氰酸盐（存在于十字花科植物中）和烯丙基硫化物（主要存在于百合科葱属植物中）。

3. 萜类化合物 具有抑制肿瘤、抗菌、抗炎、抗氧化、镇痛等作用。广泛存在于植物中，以异戊二烯为基本结构单位。

4. 类胡萝卜素 具有抗氧化、抑制肿瘤、增强免疫和保护视力等多种生物学作用。广泛存在于真菌、植物、动物体内，是一类黄色、橙色或红色的脂溶性色素。类胡萝卜素可分为胡萝卜素类（不含氧）和叶黄素类（含氧）。常见的胡萝卜素类包括β-胡萝卜素、α-胡萝卜素、番茄红素等；叶黄素类则包括叶黄素、玉米黄质、虾青素等。

5. 褪黑素 具有调节时间生物学节律、抗氧化、调节免疫、调节能量代谢、延缓衰老的作用。褪黑素主要由哺乳动物的松果体产生。

此外，非必需营养素还包括低聚糖、叶绿素、谷维素、茶多酚、益生菌、辅酶Q10和二十八烷醇等。

【 第八章 】

不健康生活方式孳生的“树干”：慢性炎症

不健康生活方式“树根”孳生出慢性炎症“树干”，最终结出慢性病这个“恶果”。

美国国立卫生研究院最新研究认为，长期不消退的慢性炎症是多种疾病的共同诱因之一，包括癌症、脑卒中、冠心病、糖尿病及阿尔茨海默病等。

日本学者在《作为基础病理的慢性炎症》一书中称“慢性炎症是引起疾病发生、进展，并决定其结果的主要因素，被视为多种疾病共同的基本病理过程”。

炎症可分为感染性炎症和非感染性炎症。感染性炎症通常由细菌、病毒、真菌等微生物或寄生虫引起；非感染性炎症则可能由物理性因子（如低温、高温、紫外线等）、化学性因子（如强酸、强碱等）、坏死组织、免疫反应异常等因素引起。

炎症也可分为急性炎症和慢性炎症两种。以日常生活中的小意外为例，如手不小心被门夹到，或者胳膊被蚊虫叮咬，受伤部位随即出现红、肿、热、痛等现象，这表明该部位发生了急性炎症。然而，这种急性炎症通常会在不久之后自行消退，即使不进行特别的消炎处理，伤口也会自然愈合。

慢性炎症是指持续时间超过6个月的组织或器官的局部免疫反应。它是由各种刺激物如感染因子、外源性颗粒等引起的长期免疫应答过度激活，这些刺激物反复作用于机体，导致巨噬细胞活化并产生大量炎性介质，进而引起组织损伤和修复过程的异常。

慢性炎症会导致细胞或组织功能受损、结构改变，引发器官功能障碍和多种慢性病，慢性炎症也被称为百病之源。慢性炎症的本质是在炎症本该消除的时候没消除，迁延不愈。

慢性病不会突然出现，它需要集齐慢性炎症、氧化应激、肠道菌群失衡等要素，这些要素潜伏在身体内，一旦时机成熟，就会形成高血压、糖尿病、冠心病、风湿性关节炎、脑卒中等慢性病“恶果”。例如，肝癌发生之前，先是肝脏有炎症出现，然后慢慢形成肝癌。

管控好慢性炎症就等于找到了慢性病的开关，可轻而易举将慢性病拒之门外。搞清楚慢性炎症和疾病的因果关系，就能抓住慢性病的要害。只要提前介入，消灭和控制炎症，很多慢性病就能得到控制、缓解，甚至逆转。

第一节　“火势蔓延”的慢性炎症

“炎”字形象地描绘了火焰升腾的景象，中医称之为“上火”，西医则称之为“炎症”。而“发炎”的英文“inflame”同样含有“燃烧”的意思。

炎症就像是我们体内的“火苗”。当细菌、病毒等产生的毒素侵入体内时，它们就像纵火犯一样引发炎症。一旦这些纵火犯入侵，免疫系统就会迅速调集力量，全力杀敌，并修复被毒素损伤的细胞、血管内皮、胃肠道黏膜等。在这个过程中，释放出来的炎症介质会随着血液流动，可能对细胞、组织造成新的不良影响和损伤。但通常情况下，身体具备自我修复的能力。

然而，如果炎症无法消退，持续发展下去，就会转变为慢性炎症。与外伤不同，慢性炎症往往没有明显的“红、肿、热、痛”等症状，肉眼难以察觉。它就像大火被扑灭后埋在草灰下的火星，虽然表面看似平静，却会在不知不觉中对身体造成损伤。如果这种损伤波及体内的细胞及遗传物质等，那么身体真正的病变就可能开始了。

如果身体里存在着大量慢性炎症，那么它会随着血液散布至全身，最终形成“大火”，“大火”烧到血管会形成动脉粥样硬化，烧到大脑会形成脑梗死、老年痴呆，烧到心脏会形成冠心病、心肌梗死、心律失常，烧到胰腺会形成糖尿病，如果浑身上下都烧到，会形成类风湿关节炎、系统性红斑狼疮等免疫性疾病（图8-1）。

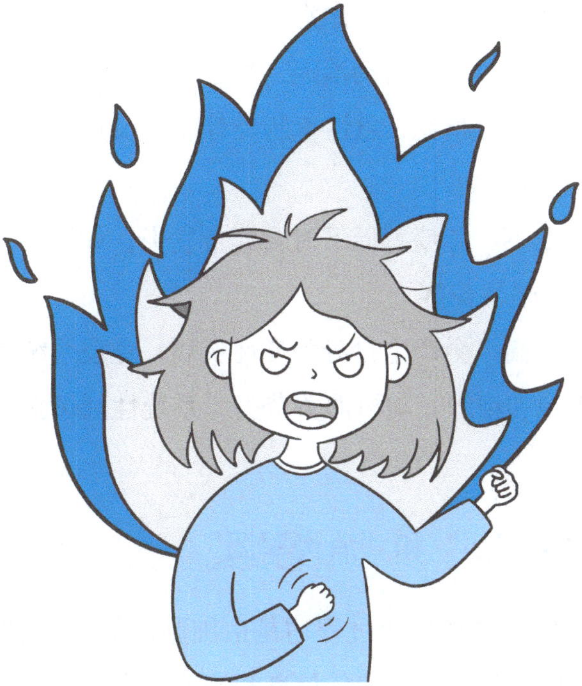

图 8-1　“燃烧”的炎症

一、炎症反应过程

炎症是一种免疫反应，身体处于各种损伤或感染的刺激下时，免疫系统会发起防御反应，识别和清除侵入体内的微生物、异体细胞或大分子物质，清除表面抗原发生变化的细胞，通过消除病原体和促进组织修复，保护身体免受细菌、病毒等的威胁，避免身体受到伤害。

适当的免疫反应能清除病原体，对身体有利，过度的免疫反应却会对身体产生伤害，炎症反应是剧烈的免疫反应的结果之一。

炎症好比一场身体的保卫战，在保卫身体免遭细菌、病毒等有害物质的损伤时，也会对受伤部位造成一定的破坏，这种破坏就相当于炎症反应。

炎症迟迟不能消退，说明免疫反应还在进行，如果不改掉病态的生活习惯，身体受到的损伤刺激过于强大或持久，慢性炎症就形成了。

炎症反应程度与免疫功能有关。

1. 免疫力正常 炎症自动消退，发炎后不久自行恢复，如扁桃体发炎、感冒咳嗽、角膜炎、急性胃肠炎等急性炎症，在免疫力正常的情况下会自动恢复。

2. 免疫力低下 免疫力低下时会经常发炎，如胃炎、肾炎、咳嗽等，并最终形成慢性炎症。

3. 免疫力过高 会产生自身免疫性疾病，免疫系统不分敌我，开始攻击自身细胞和组织，类风湿关节炎、系统性红斑狼疮就是免疫功能过高的表现。

二、“发炎军团”和“消炎军团”

身体的免疫反应和炎症过程均是由细胞内的DNA进行调控和指挥的。细胞核作为身体控制遗传信息和调节生命活动的中心，正是我们真正的“总司令”——DNA的办公所在地。

当身体的任何部位受到有害物质的刺激时，“总司令”会接收来自细胞传感器的信息，对伤口的位置、伤情，以及病毒和细菌的类型进行深入分析。随后，它会从基因信息库中寻找相应的对策，并发布战斗动员号令，通知前线指挥部执行两项至关重要的任务：发起炎症和促使炎症消退。

前线指挥部下辖两支部队，分别是“发炎军团”和“消炎军团”。这两支部队的任务截然相反，“发炎军团”负责进攻，而“消炎军团”则负责撤退。

1. “发炎军团”发起炎症 “发炎军团”由多种免疫细胞、促炎细胞因子、血管活性物质及花生四烯酸代谢产物（如前列腺素、白细胞三烯）等组成。它们共同协作，对抗外来病原体和损伤因素，维护身体的健康和稳定。

它们会对入侵的细菌、病毒等病原体发起攻击，吞噬并消灭它们，这是炎症反应的初级阶段。然而，如果病原体持续存在，炎症反应会进一步加剧，引发大量活性氧自由基的产生。这些高度活跃的氧自由基可能会误伤健康的细胞和组织，从而触发新一轮的炎症反应。一旦炎症失控，它将转变为慢性炎症。

由于不健康的生活方式和环境因素，引发炎症的诱因多种多样。这些诱因既包括来自体外的细菌、病毒、物理损伤和有害的化学物质，也包括饮食营养不均衡、摄入过多促炎物质、缺乏锻炼、吸烟、饮酒及不良情绪等。此外，内源性的细菌、病毒，以及各种老化受损的细胞、脂肪和毒素等也是引发炎症的重要因素。如果这些诱因长期存在，炎症反应将持续进行，“消炎”因此成为身体的首要任务。

2.“消炎军团”消退炎症　“消炎军团”在身体中的任务繁重且复杂。它们不仅要抑制并撤退正在“发炎”的部队，确保这些冲锋陷阵的士兵不再过度攻击，还要负责修复受损的细胞和组织，让创伤部位恢复原貌。这就好比既要撤退并安抚那些打红眼的冲锋兵，又要收拾战场，清理敌军的尸体，同时重建被损坏的城墙和房屋。

“消炎军团”包括免疫调节细胞、抗炎介质和抗氧化物质等。

如果身体内的有害异物持续刺激免疫系统，就像敌军不断进攻，那么炎症就会被迫继续，消炎的过程会变得异常困难，无法有效消退。这种情况下，“消炎军团”将面临巨大的挑战，需要不断努力以维持身体的平衡和健康。

3. 炎症反应虽好，但最怕失控　在攻击细菌、病毒的过程中，免疫细胞虽然能够杀灭这些病原体，但也可能不分青红皂白地对健康的细胞和组织造成伤害。免疫系统释放的炎症因子在炎症局部发挥防御作用，但在血浆中通常检测不到。

一旦炎症反应失控，免疫细胞会持续释放炎症因子，导致炎症连锁放大，从最初的炎症部位蔓延至更远的更多的细胞、组织和器官，并对这些细胞、组织、器官造成无法挽回的损伤。这种持续不断的连锁炎症反应形成慢性炎症。众多临床研究结果显示，80%的慢性病与慢性炎症有关。

第二节 慢性炎症导致的慢性病

大量研究表明，慢性炎症正通过各种方法严重侵害我们的身体。慢性炎症就像慢性毒药一般，潜藏在我们的身体内部，使我们的免疫系统、心脏、大脑等主要器官陷入混乱，继而引发各种各样的慢性病。

1. 与慢性炎症有关的慢性病

（1）免疫系统：过敏症、免疫性皮肤病（荨麻疹、银屑病）、自身免疫性疾病（系统性红斑狼疮、类风湿关节炎、自身免疫性甲状腺炎）等。

（2）神经系统：注意缺陷障碍（ADD）、孤独症、老年痴呆、神经退行性疾病（如阿尔茨海默病、帕金森病）等。

（3）循环系统：心血管疾病等。

（4）泌尿系统：肾小球肾炎、膀胱炎、前列腺炎等。

（5）消化系统：胃食管反流、炎性肠病、肠易激综合征、炎症性肝病等。

（6）呼吸系统：鼻窦炎、支气管炎和肺气肿、哮喘等。

（7）肌肉关节：纤维肌痛、骨性关节炎等。

（8）其他：糖尿病、肥胖、慢性疲劳综合征、癌症等。

2. 抗炎药物 上市的抗炎药物，虽然高效但毒副作用十分明显，同所有抗炎药物一样，在抑制炎症的同时，也会限制“花生四烯酸（ω-6脂肪酸的一种）”的产生，从而导致破损细胞和组织无法被修复。而修复破损细胞和组织的方法目前只有一个，那就是在抑制慢性炎症的基础上动员体内的ω-3脂肪酸。

3. 慢性炎症的危害 慢性炎症可能加速糖尿病的发展，尤其是2型糖尿病，这种炎症状态可能通过影响胰岛素敏感性和胰岛B细胞功能来进一步促进糖尿病的恶化。糖尿病的并发症广泛且严重，主要包括神经功能障碍、阳痿、视网膜炎、肾功能不全、糖尿病足等。

炎症也会引发癌症。不是所有的慢性炎症都会导致癌症，但是，有时候慢性炎症会引起癌症。肝癌的前奏是肝炎、肝硬化，胃癌的前奏是胃炎、慢性胃炎。哈佛大学医学院麻省总医院脂类医学与技术研究室主任康景轩曾经把癌症比喻成炎症的孩子。

急性、慢性炎症有可能引起细胞癌变，吸烟、饮酒、过冷过热的食物都可能刺激食管黏膜，形成慢性炎症，最后发展为食管癌。长期使用肾上腺皮质激素治疗炎症性胃肠疾病有可能引起免疫力下降、炎症反应加强，诱发癌变。

在炎症的作用下，免疫细胞以活性氧自由基为武器消灭病原体，活性氧自由基不仅能消灭病毒、细菌等，也会对细胞内的DNA造成损害，DNA受到损害后会发生突变，细胞的生长、分裂就会出现异常，最初发展成良性肿瘤，如果炎症继续，会变为恶性肿瘤。

慢性退行性病变也与慢性炎症有关，关节炎、老年痴呆等都是慢性退行性病变。随着年龄的增加，身体内的细胞老化，细胞老化留下的细胞碎片会引发慢性炎症。

不要以为年龄大就应该衰老，衰老到拄拐、耳聋眼花、不能下楼梯，这种情况不是健康到老的状态，健康到老应该是生活可以自理，老而不衰才是健康到老。

第三节　消炎镇痛药的作用机制和副作用

抗炎药物有两大类。

一类是甾体抗炎药，即模拟肾上腺皮质所分泌的糖皮质激素类药物，如泼尼松、地塞米松等人工合成的化学药物。这些药物分子结构中含有甾体结构。甾体抗炎药广泛应用于治疗各种炎症性疾病、自身免疫性疾病、过敏性疾病等，如风湿性关节炎、强直性脊柱炎、系统性红斑狼疮、哮喘、克罗恩病等。

另一类是非甾体抗炎药，临床上，消炎镇痛药主要指的是非甾体类的解热、镇痛、抗炎药物。常见的有阿司匹林、对乙酰氨基酚（扑热息痛）、吲哚美辛（消炎痛）、布洛芬、双氯芬酸、塞来昔布等。

消炎镇痛药的主要作用机制是抑制环氧化酶的活性，从而减少花生四烯酸转化为前列腺素等炎症介质。这些炎症介质在炎症反应中起着重要作用，抑制它们的合成有助于减轻炎症反应和疼痛感。

消炎镇痛药虽然具有显著的消炎、镇痛作用，但长期使用或不当使用也可能产生副作用，如胃肠道反应（恶心、呕吐、腹痛、腹泻等），中枢神经系统症状（头痛、眩晕等），肝肾功能损害等。因此，在使用过程中应注意监测身体状况，及时调整药物剂量或更换药物。

第四节　引发炎症的生活方式

大部分慢性炎症与不良生活方式有关，不健康饮食、运动少、熬夜、精神压力大、吸烟和酗酒等，这些都是导致体内慢性炎症的诱因，如果不及时纠正，时间长了就会形成慢性炎症。而慢性炎症是生活方式和慢性病之间的桥梁，桥的这头是不良生活习惯，桥的那头是慢性病，中间是慢性炎症。

一、致炎饮食

现代饮食容易促发炎症。哈佛大学医学院麻省总医院脂类医学与技术研究室主任康景轩在《吃出健康的智慧》中指出“食物吃得不正确，体内营养成分不均衡，就可能引起体内通路的混乱，导致免疫力和炎症调节处于不利的状况，引起系统性慢性炎症的出现，最终可能导致癌症、脑卒中、冠心病、糖尿病和阿尔茨海默病等重大疾病的发生”。

饮食中ω-3脂肪酸的缺乏、抗氧化物质的不足及膳食纤维的缺失，会分别导致ω-3脂肪酸与ω-6脂肪酸的比例失衡、氧化与抗氧化系统的失衡，以及肠道菌群的失衡，这些失衡状态被认为是慢性炎症和多种慢性病的主要诱因。

慢性病的高发及慢性炎症的加剧很大程度上源自生活环境的变化及个人生活方式的转变。从饮食层面分析，一方面是目前食品本身的营养成分已经发生了显著变化，另一方面则是个人的生活习惯导致不恰当的饮食选择。

现代饮食促进炎症的发生、发展表现在以下几个方面。

1. 化肥和农药的使用　从前的蔬菜、粮食的生产条件都是天然有机的，现在用化肥、农药来保证收成，大棚塑料膜控制温度等，导致土壤质量、温度、环境发生了变化，种出来的蔬菜、粮食的成分也发生变化。

2. 圈养禽畜　以前牛马羊、鸡鸭鱼都是放养，它们吃的是来自大自然的昆虫、蚯蚓和野草等。现在多是圈养，动物活动量减少，长膘长油，人工制造的饲料营养单一，有的还加入生长激素，促进动物长得更快，瘦肉更多，所以畜禽肉、鱼、蛋和奶制品的成分也变了，ω-3脂肪酸等该有的营养成分减少了，而ω-6脂肪酸等成分过剩了。

3. 加工食品　加工食品只是对方便、能量、口味的简单满足，而不是满足营养和健康的需要，为了味道和稳定，改变了很多营养成分，添加了多种化学成分。例如，不稳定、易被氧化的ω-3脂肪酸就可能在加工中被破坏，或者专门被剔除掉；维生素A、维生素C这两种抗氧化物不耐高温，会在高温高压加工环节中被破坏。纤维素更是如此，由于很多食品（如糕点）讲究入口即化，纤维素和其他“粗”的东西都被去除了。不仅如此，现在食品的脂类、盐分和含糖量都增高，防腐剂、色素、香精等“剂”的添加也较多。

4. 现代生活节奏加快 现代快节奏、高压力的生活使得每个为工作奔忙的人，即使有健康意识，也没时间和精力合理搭配自己的饮食，他们的饮食基本靠餐馆和快餐食品解决。此外，很多人都有重口味、暴饮暴食、偏食的习惯，很多人爱吃快餐、加工食品（方便面、饼干、奶酪、火腿肠等）和肉类，而不爱吃粗粮、蔬菜等。

5. 现代饮食习惯与古老基因不匹配 从单细胞到人类，这一过程经历了漫长的40亿年。此后，人类在地球上只存在了300万年。在这期间，人类的基因所发生的变化非常微小，而现代社会短短的100年间，人类的饮食却发生了巨大变化。这导致现代饮食习惯与古老基因不匹配，加速了慢性炎症的发生、发展。

二、缺乏运动

缺乏运动会导致内脏脂肪堆积，进而引起大量的炎性细胞浸润，脂肪因子释放增加，诱发慢性低度炎症状态。

三、心理因素

（1）精神压力过大能够引发免疫功能紊乱。

（2）心理情感压力能够增加过敏症的发生率，从而导致过敏性炎症。

（3）压力能够减少肠道保护性黏液和免疫球蛋白IgA的分泌，增加黏膜通透性，削弱黏膜防御机制，从而引发和加重炎性肠病。

（4）情绪紧张能够增加幽门螺杆菌、白色念珠菌、大肠杆菌、流感嗜血杆菌及其他致病菌的感染风险，从而引发感染性炎症。

（5）情绪压力能导致睡眠障碍和失眠，加剧身体固有的炎症倾向。

（6）不良社会关系带来的情绪压力能够引发炎症反应，甚至影响伤口愈合。

四、睡眠不足

睡眠不足会导致非特异性炎症标志物C反应蛋白的含量明显增高。除了C反应蛋白外，睡眠不足还会增加白细胞计数及其他炎性因子的产生，这些炎症标志物的升高进一步加剧了身体的炎症状态。

长期缺乏充足睡眠会使免疫系统的功能受损，导致免疫反应失调。例如，睡眠不足会降低自然杀伤细胞的活性，自然杀伤细胞是一类重要的免疫细胞，负责识别和消灭体内的异常细胞及病原体。免疫系统功能受损使得身体更容易受到炎症的影响，从而导致慢性病的发生和发展。

五、吸烟和饮酒

吸烟可诱发活性氧生成增加，促进炎症发展，导致细胞被氧化，引起喉炎、咽炎、支气管炎等。

饮酒会引发肠漏和脂肪肝，进而引发炎症，酒中的乙醇是辛辣刺激性物质，饮酒之后容易导致血管扩张，有可能引起急性咽炎、急性喉炎、急性扁桃体炎等。

第五节　抗炎的生活方式处方

详细内容请参阅第六章第五节，本节内容在饮食处方、运动处方，以及其他生活方式处方方面予以补充。

一、饮食处方

1. 减少添加糖　我们经常在熬粥、拌凉菜甚至炒菜时喜欢加点糖，这是非常不好的习惯。葡萄糖、果糖等添加糖都是单糖，要尽量避免。不要喝那些含有大量葡萄糖、果糖的饮料。水果含有一些果糖、葡萄糖，但含量不多，更为关键的是，水果还含有多酚类的抗氧化物质，建议大家多吃蔬菜和水果。

2. 避开精制碳水化合物 我们经常吃的精米、精面，如白面馒头，都是促进炎症的，这些东西不是不能吃，而是这些主食完全可以用全谷物食物代替。全谷物食物可以减弱精米、精面的促炎作用。不要简单认为粗粮就是全谷物，只有没有经过精加工的谷物才是全谷物，如麦粒、糙米等。

3. 避开反式脂肪酸 绝大部分的反式脂肪酸都是人工合成的，如人工制造的黄油、奶油、植脂末、起酥油、精炼植物油。超市和商店中的大部分甜食中都含有反式脂肪酸，反式脂肪酸能导致腹型肥胖，促进炎症，导致胰岛素抵抗，继而发生糖尿病。

4. 减少食品添加剂、防腐剂的摄入 不建议多吃加工食品，建议吃天然食物，鼓励大家买回来自己烹饪；加工食品多是经深加工、预包装的，为延长保存期，还加了很多的添加剂，尽管添加剂都要符合国家标准，但一天吃那么多的食品，每种食品里都加点添加剂，长此以往总和就超标了。此外，大量食品添加剂会促进慢性炎症的发生。

5. 避免人造甜味剂 现在很多食品不含蔗糖但还有甜味，其实是加入了人造甜味剂。人造甜味剂虽然不影响血糖，但影响胰岛素释放，导致胰岛素抵抗，也有促炎作用。

6. 避免深加工的植物油 市售的很多植物油是经高温高压深加工的，建议吃物理压榨的冷榨油。

7. 增加抗炎饮食 多吃蔬菜和水果。多吃全谷类、豆类食物。多吃鱼类，尤其是深海鱼。深海鱼尽量选小鱼，大鱼可能会重金属超标，小的深海鱼ω-3脂肪酸含量丰富，抗炎效果好。多吃蛋类和禽肉，适当吃畜肉等。

食物中的维生素C能够清除体内的自由基，减少氧化应激对细胞的损伤，从而有助于预防炎症的发生。维生素A不仅对视力有重要作用，还能促进免疫细胞的生长和繁殖，增强机体的免疫力。维生素E能够保护细胞膜免受氧化损伤，减少炎症反应。

锌是许多金属酶的重要组成部分，它能够调节抗氧化酶的活性，从而发挥抗炎作用。硒通过参与谷胱甘肽过氧化物酶的合成和活性调节，清除体内的过氧化物和自由基。

ω-3脂肪酸能够减少体内炎症介质的生成，降低炎症反应。它们对于预防心血管疾病、关节炎等炎症性疾病具有重要作用。姜黄素是姜黄中的有效成分，能够抑制多种炎症介质的生成，减轻炎症反应。多酚类化合物（如原花青素）和黄酮类化合物等能够清除自由基，减少氧化应激对细胞的损伤，从而预防炎症的发生。

二、运动处方

1. 设定运动目标　根据自己的身体状况和需求，设定合理的运动目标，如每周进行一定次数和时长的有氧运动。

2. 选择适合的运动方式　选择自己喜欢的运动项目，如跑步、游泳、瑜伽等，以增加运动的乐趣和坚持的动力。

3. 制订运动计划　将运动时间安排在每天的固定时间段，制订详细的运动计划，并坚持执行。

4. 逐渐增加运动强度和时间　从低强度的运动开始，逐渐增加运动强度和时间，以避免运动损伤。

5. 寻求专业指导　如有需要，可寻求专业的健身教练或医生的建议，制订科学合理的运动计划。

三、其他生活方式处方

解决失眠困扰、心理压力和社交等方面的问题。

〖 第九章 〗

健康的“隐形杀手”：慢性炎症

慢性炎症是一种持续时间长、进展缓慢且通常不易被察觉的炎症反应，它被视为健康的“隐形杀手”。

在慢性病的初期阶段，患者往往没有明显的症状或不适，日常生活和基本的生理需求如吃喝拉撒睡也不会受到影响。因此，大多数人会觉得自己身体状况良好，但实际上已经潜藏着健康危机。如果任由其发展下去，慢性炎症将给健康带来严重的危害。

我们的身体经常会经历各种炎症反应，有些尚未发展成为我们能明显感知的病症，而有些则已经表现出如关节炎、支气管炎、肾炎、肺炎、咽喉炎等症状。

实际上，我们身体中长期存在的各种不适症状，如头痛、失眠、免疫力低下、记忆力衰退及过敏等，都可能与慢性炎症有关。

人们常说“癌症的前期是炎症”，这并非无稽之谈。例如，胃炎可能引发胃癌，肺炎可能导致肺癌，而乳腺炎则有可能发展为乳腺癌。

第一节　“内伤”比外伤更要命

与慢性病紧密相关的慢性炎症并非由病毒或细菌感染所引发的感染性炎症。以新型冠状病毒感染为例，感染者几乎都遭受了由新型冠状病毒感染引发的典型感染性炎症。

哈佛大学医学院麻省总医院脂类医学与技术研究室主任康景轩认为“慢性炎症是体内细胞和DNA分子受到致病因子的伤害，或所处微环境失衡、紊乱，产生的‘内伤’导致的”。

我们体内肉眼难见的DNA分子是承载着人类遗传信息的物质，其受损是疾病萌发的最初根源，这种损害亦被喻为“内伤”。即便DNA本身安然无恙，但若细胞周遭微环境失衡与紊乱，同样会构成一种“内伤”。

相较于刀伤、撞伤等显而易见的“外伤”，体内细胞与DNA分子所承受的“内伤”更为隐匿且危害甚深，它们既无形又常无症状。在炎症、毒素、放射线等致病因素的刺激下，细胞内的DNA分子会受损，这不仅会导致持续的炎症与新的“内伤”，还会逐步演化为慢性炎症，并可能最终诱发细胞癌变，从而引发癌症。

大脑中的神经细胞若因致病因子的侵袭而受损，往往难以完全复原，进而陷入慢性炎症的困境。若致病因子的破坏持续，神经细胞的结构将渐失完整，功能随之衰退，进而影响记忆与智力，导致“痴呆”的发生。

更为严峻的是，若免疫反应过度，炎症迁延不愈，不仅“内伤”频发，还极易触发癌症、心脑血管疾病、糖尿病及阿尔茨海默病等慢性病。一旦引发慢性炎症的炎症因子进入血液，它们便随血流遍布全身，所到之处即引发炎症。慢性鼻炎、慢性咽炎便是炎症因子分别侵袭鼻黏膜与咽部的结果，而动脉硬化则是慢性炎症在动脉壁上的具体表现。

无论是上述症状还是疾病本身，它们仅是表象，背后的主要推手很可能是慢性炎症。在弄清真相之前，多数患者对于慢性病的治疗多局限于降血糖、降血压、抗动脉硬化等对症治疗，服用各种旨在缓解症状与改善指标的药物，却忽略了抗击慢性炎症这一可能从根本上解决慢性病的关键。

第二节　动脉硬化：心脑血管病的定时炸弹

动脉硬化实质上是慢性炎症在动脉壁上的病理反应，即动脉血管壁发生了炎症。动脉血管遍布全身，因此动脉硬化并非局限于某一部位的硬化，而是一种全身性疾病。

动脉硬化是心脑血管疾病发生的基础，心脑血管疾病多数是在动脉硬化的基础上发展而导致的。动脉硬化会导致心脏的冠状动脉、颈动脉和脑动脉等关键部位的血管狭窄或闭塞，从而引发心肌梗死、脑梗死等严重后果。

《中国心血管病报告2018》发布了中国城乡居民主要死因构成比例，心血管疾病是导致死亡的首要原因，在农村地区占比达到45.50%，城市地区则为43.16%。这意味着，在每100个因病去世的中国人中，有43～45人死于心脑血管疾病，占据了近半数的死亡。

一、动脉硬化从血管内皮受伤开始

动脉硬化并非天生存在，也不是短期内形成的。在孩童时期，我们的血管内壁干净且光滑。然而，随着年龄的增长及不健康生活方式的影响，动脉粥样硬化会逐渐加重，最终对心脏、脑、肾脏、外周动脉血管等靶器官造成伤害。

动脉硬化的发展是一个漫长的过程，这为我们提供了提前预防的机会。如果我们能够注意并改善自己的生活方式，有效控制慢性炎症，那么动脉硬化的速度就会减慢，对身体的伤害也会减弱，甚至可能避免伤害。

控制慢性炎症是防止动脉硬化对身体造成伤害的关键。动脉硬化是体内的脂肪、矿物质、糖类、纤维结缔组织等物质沉积在动脉血管内皮下层，导致动脉血管壁增厚、变硬、失去弹性、管腔狭窄的一种血管病变。在各种危险因素的作用下，这种病变可能形成血栓，进而发生血管堵塞、破裂出血等严重病变。

动脉血管内膜积聚的脂质，其外表面看起来如同黄白色的粥状物，被称为动脉粥样硬化。粥样硬化斑块主要由血脂中的胆固醇、脂蛋白及其他物质的沉积组成。

长期以来，人们一直认为动脉硬化是血管随着年龄增长而发生的自然老化、退化现象，就像人老了皮肤会有皱纹、骨质疏松、耳聋、眼花一样。然而，最新的国内外研究表明，动脉硬化实际上伴随着慢性炎症过程。C反应蛋白是身体炎症的标志物，其含量超过正常参考范围即代表身体存在炎症。研究发现，体内C反应蛋白含量越高的人群患动脉硬化的时间越早。

医生在治疗动脉硬化时主要关注患者的甘油三酯、胆固醇等指标。事实上，血脂异常引起的血管内皮损伤导致的慢性炎症和胆固醇氧化才是动脉硬化的本质。潜藏在我们体内的慢性炎症以活性氧自由基为武器，对血管、组织和细胞造成大面积损害，导致体内多部位被氧化。例如，当慢性炎症弥漫在心脏四周时，它会使冠状动脉血管内的胆固醇氧化，使血管里的胆固醇变得易破碎、不稳定。当这些不稳定的氧化胆固醇在血管中破裂时，体内所需的氧气就无法正常通行，心肌组织会因缺氧而坏死，从而引发心肌梗死。更令人担忧的是，若氧化胆固醇停留在血管里，心脏动脉时而扩张、时而收缩，会导致血液流通不畅或者间歇性中止，进而因心肌供血不足而产生心绞痛。

二、动脉硬化是全身病

防治动脉硬化，需要站在全身的角度来综合考虑。一旦发现身体某个部位的动脉硬化，就应警觉到，全身的动脉系统可能都开始面临硬化的风险，这正是中医所强调的整体观念。

动脉血管如同身体的生命线，负责输送营养和氧气，滋养着我们从头到脚的每一个细胞和器官。即使像头发、指甲、牙齿这些看似与动脉无直接联系的部位，其根部周围也存在着微循环系统，即动脉血管的末梢，它们同样依赖动脉提供的营养和氧气来维持生机。

为什么牙龈会逐渐萎缩，牙根暴露得越来越长，牙齿变得松动甚至脱落呢？这往往是因为牙龈周围的微循环动脉血管发生了硬化，动脉硬化导致毛细血管堵塞，营养和氧气无法顺利输送，牙齿因此失去滋养而萎缩，最终脱落。同样，高血压、糖尿病所引发的眼病和肾病，也都是相应部位动脉硬化的结果。

动脉硬化是一种全身性疾病，身体某个部位的动脉发生硬化，就可能引发该部位的疾病。虽然大家常常将注意力集中在心脏和脑上，但实际上，往往是心脏和脑的动脉血管出现了问题，而非心脏和脑本身。

三、预防动脉硬化永远来得及

改变生活方式、消除慢性炎症，并悉心呵护我们的血管，这些行动无论何时开始都不会晚。自出生起，我们的血管就不断遭受各种内外因素的侵袭，而身体则通过炎症反应来对抗这些损伤。然而，过度的慢性炎症却会带来新的伤害。

通常，在20岁之前，血管损伤并不明显。但20岁之后，动脉硬化或粥样斑块开始逐渐发展。男性在40岁以后，可能会检测到血管弹性下降、动脉中层增厚，甚至明显的粥样斑块。相比之下，由于雌激素的保护作用，女性通常在停经后才出现这些病变。

研究还发现，在70岁以上的人群中，90%的人存在明显的粥样斑块。这意味着，只要寿命足够长，几乎所有人最终都会出现动脉硬化。

尽管动脉硬化与年龄有关，但慢性炎症才是推动其发展速度和严重程度的真正幕后黑手。

动脉硬化的危害往往是潜移默化且轻微的，但其后果却可能是致命的，如心脏性猝死，从发作到死亡可能仅需1小时，且死亡的时间和方式都出人意料，这是心血管疾病中最常见且最凶险的死亡原因。

炎症与内皮损伤是动脉硬化发展的起始点，这个过程可能需要10～20年，甚至更长时间。这个漫长的过程为我们提供了随时改善的机会。只要提前预防并改变生活方式，我们就有可能在80岁时拥有像

50岁时一样健康的动脉血管。即使发生动脉硬化，也不易发生致残或致死的病变。

第三节 “八高一少”刻下的血管内伤

既然动脉硬化是慢性炎症导致的全身性疾病，那么是什么导致了慢性炎症，从而引起动脉硬化呢?

“八高一少”导致了血管内皮的损伤，免疫系统修复损伤，并引起了慢性炎症，最后导致动脉硬化，直至出现心、脑、肾、眼底、周围神经、血管的并发症。

“八高一少”就是“高血压、高同型半胱氨酸、高血脂、高血糖、高尿酸、高体重（肥胖）、吸烟多、饮酒多，动得少”，身体占的这些危险因素越多，动脉硬化的速度就越快，控制“八高一少”能帮助控制动脉硬化的发展速度。

“八高一少”是导致慢性炎症进而引发慢性病的危险因素。以高血压为例，它可能在初期并不表现出明显的不适症状，如头晕等，患者的日常生活似乎并未受到影响。然而，这并不意味着高血压没有危害。实际上，高血压对心脏、大脑、肾脏、眼底等靶器官造成的损害是极大的。只要存在动脉硬化的部位，就可能受到高血压的影响，因此高血压被视为动脉硬化的一个重要诱因。

血管内皮细胞在遭受体内“八高一少”和体外重金属污染，以及细菌、病毒感染等损伤后，发起自卫，产生炎症。但反应过度的炎症会损伤血管内皮，吸引脂蛋白颗粒、血小板及相关的淋巴细胞，产生泡沫细胞，形成脂质条纹，最终形成斑块，这就是动脉粥样硬化的过程。炎症还会刺激平滑肌细胞增殖长出新的血管，导致管腔变小、血管狭窄、血栓形成，最终引起缺血或血栓等心脑血管疾病。

很多高血压患者可能长期依赖药物治疗，服用一种、两种甚至三种药物，并且不敢轻易停药。临床医生往往会告知患者需要终身服药，但实际上这并不一定是唯一的选择。

药物治疗通常只是针对症状进行缓解，而非从根本上解决问题。中医的理念是“祛邪扶正”，在服药的同时，必须消除导致慢性炎症的根本原因，否则就可能陷入终身服药、药物越吃越多的困境。

当然，这并不意味着临床医生的医嘱是错误的。大多数医生接受的教育和培训使他们主要关注危及生命的临床状态/疾病，因此在预防方面可能相对薄弱。当患者不配合治疗，并且不及时进行生活方式管理时，终将陷入上述困境。

为了真正实现中医所倡导的“防未病”的整体观和预防观，我们需要将预防医学、临床医学和康复医学三者紧密结合，形成一个完整的健康管理体系。

一、为什么没“三高”还会患脑梗死、心肌梗死？

很多患者，尤其是老年患者，尽管血压、血糖、血脂等指标都正常，却意外发现心、脑存在动脉硬化，甚至已经引发了冠心病、心肌梗死、脑梗死等严重疾病。进一步检查发现，他们的同型半胱氨酸（HCY）水平超标。

同型半胱氨酸检查主要用于排查冠状动脉粥样硬化性心脏病、心肌梗死、脑梗死等重大疾病。同型半胱氨酸是一种含硫氨基酸，是蛋氨酸和半胱氨酸代谢的中间产物，只能从食物中的蛋氨酸转变而来，人体无法自行合成。同型半胱氨酸的生成需要叶酸的参与，叶酸缺乏会影响其正常代谢，进而导致同型半胱氨酸水平升高。而高水平的同型半胱氨酸会破坏动脉的三个主要结构蛋白：胶原蛋白、弹性蛋白及多糖蛋白，从而对动脉健康构成严重威胁。

高同型半胱氨酸血症是一种以血液中同型半胱氨酸升高为特征的疾病，遗憾的是，目前还没有专门治疗这种疾病的药物。

临床治疗发现，补充叶酸等B族维生素可以有效降低血液中同型半胱氨酸的水平。同型半胱氨酸的升高主要是由于催化其代谢的酶功能异常或含量过低，而叶酸等B族维生素对于维持这种酶的正常功能至关重要。

这一发现不仅揭示了不科学的饮食和生活习惯对健康的潜在危害，也进一步证明了药物治疗在慢性病管理中的局限性，营养素的摄入同样发挥着不可忽视的作用。

二、高血压对心脏的损害

如果高血压长期得不到有效控制，心脏可能会逐渐增大，甚至达到正常心脏的两倍大小，这就是高血压引发的心肌肥厚现象。

心脏并非越大越好，实际上，心脏过大往往意味着寿命的缩短。如果一颗正常大小的心脏能够工作到90岁，那么一颗过大的心脏只能让患者活到45岁左右，寿命大打折扣。

心脏壁的增厚会导致血液供应不足，心肌的收缩和舒张功能也会受损，这就是高血压性心脏病的典型表现。一旦发展到这个阶段，患者很容易出现心力衰竭，这是心脏病的终末期表现。需要注意的是，不仅癌症有晚期，冠心病、脑卒中等慢性病同样存在晚期阶段。

高血压对心脏的影响是显而易见的。如果不积极控制血压，心脏会逐渐增大，心力衰竭的风险也会随之升高。

从婴儿到老年，我们的动脉血管会经历一系列的变化。刚出生的婴儿动脉管腔宽大，管壁薄且光滑。然而，随着年龄的增长，血管状况会逐渐恶化。特别是在中年期，如果血管状况已经接近老年状态，那么堵塞的风险就会大大增加，一旦堵塞，可能导致心肌梗死等严重后果。

心脏的搏动虽然不受意识支配，但却受到自主神经的紧密调控。心肌细胞的一个显著特点是它们几乎不具有再生能力。一旦心肌细胞坏死，就会被纤维组织所替代，这些纤维化部位无法像正常心肌那样收缩和舒张。随着时间的推移，这些纤维化部位可能会被正常心肌排挤出去，形成室壁瘤等并发症。

在精神紧张、生气或运动量过大等情况下，血压可能会急剧升高，导致室壁瘤破裂等严重后果。心肌梗死最严重的并发症之一是心脏破裂，这通常发生在心肌梗死后的半年内。

高血压对我们的心脏有着深远的影响。它不仅可能导致动脉粥样硬化和心肌梗死等严重后果，还可能引发心肌梗死后的并发症如室壁瘤等。而室壁瘤的进一步发展又可能导致心脏破裂等致命风险。因此，积极控制高血压对于保护我们的心脏健康至关重要。

三、高血压对脑的损害

高血压对脑的最大影响是大家常说的脑中风，医学术语称为脑卒中，它主要分为两大类：出血性脑卒中和缺血性脑卒中，其中缺血性脑卒中就是我们通常所说的脑梗死。

高血压可能导致血管破裂，血液溢出，进而引发脑出血。当血液进入脑室系统，会形成脑室铸型。脑室铸型后，通常会导致脑室系统扩张，进而引发梗阻性脑积水、颅内压力急剧升高，大脑中线移位，形成脑疝，患者可能因此迅速死亡。

在临床上，遇到这种脑室铸型的情况，说明病情已经极其严重。患者一旦陷入昏迷，很少能够苏醒，即使进行插管、引流等紧急抢救措施，也难以挽救生命。这就是高血压可能导致的严重后果——脑出血。

四、高血压对肾脏的损害

肾脏作为泌尿系统的重要组成部分，不仅负责过滤血液中的杂质、维持水和电解质平衡，还具备内分泌功能（以调节血压）。然而，高血压却可能对肾脏造成严重的损害。

肾脏的血管密集且血流量丰富，因此特别容易受到高血压的影响。在高血压肾病和糖尿病肾病等情况下，肾小球血管会发生硬化，导致肾脏变小、萎缩，表面也变成颗粒状。医学上，这种高血压导致的肾脏病变被称为颗粒性固缩肾，其中“颗粒性”描述了肾脏表面的颗粒状态，“固缩肾”则指肾脏的萎缩现象。

随着肾脏病变的进展，患者可能会逐渐出现尿毒症这一肾病的终末期表现。尿毒症意味着肾脏无法有效排泄代谢废物，导致尿液无法排出。由于肾脏是排泄代谢废物的重要通道，一旦尿液无法排出，患者的生命将面临严重威胁。

对于尿毒症的治疗，透析是一种常用的方法。然而，透析并不能逆转和恢复肾脏的功能，它只是用机器代替肾脏进行工作。

因此，保护肾脏的关键在于提前预防。通过控制血压、改善生活方式等措施，可以有效降低高血压对肾脏的损害风险。保护好肾脏，就是保护好我们的生命之源。

五、代谢综合征：悬崖勒马的最后机会

在日常生活中，我们常会发现高血脂、高血压、高血糖、高尿酸、高同型半胱氨酸血症、肥胖等生理功能紊乱症状经常会在同一个人身上出现，这往往意味着代谢综合征已经悄然降临。

代谢综合征，这个曾被称为“X综合征”“胰岛素抵抗综合征”的病症，实际上是指身体的蛋白质、脂肪、碳水化合物等物质发生代谢功能紊乱的病理状态。它是一组复杂的代谢紊乱综合征，更是导致糖尿病、心脑血管疾病的危险因素（图9-1）。

代谢综合征的临床表现多样，主要包括以下几种。

1. 腹部肥胖 向心性肥胖或腹型肥胖是代谢综合征的显著特征。

2. 高血糖 空腹血糖升高或糖耐量异常。

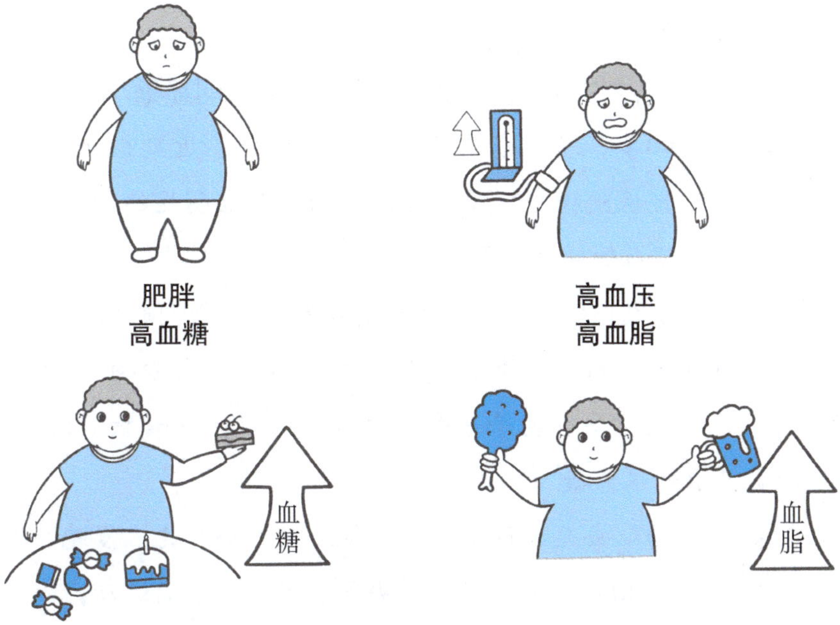

图 9-1　代谢综合征

3. 高血压　血压持续升高或已确诊为高血压。

4. 血脂异常　甘油三酯升高，高密度脂蛋白降低。

5. 其他症状　如头晕、头痛、心悸、口干、多饮、多尿等。

随着研究的不断深入，我们发现代谢综合征的病因不仅包括胰岛素抵抗，还涉及免疫功能失调和炎症、氧化应激增加、凝血成分增多、血管内皮功能紊乱、血管结构异常等，这些都伴随着动脉硬化程度的加重。

代谢综合征仿佛是慢性病危险因素的集结号，它会启动一系列炎症反应，不断损害血管内皮，加速动脉粥样硬化，使血管处于高凝血状态，最终可能发展成难以挽救的“六病”：心脑血管疾病、糖尿病、眼底病变、肾病综合征、周围神经病、周围血管病。

因此，及时纠正不良的生活方式是避免一步步迈向“鬼门关”边缘的关键。代谢综合征是我们的身体给出的悬崖勒马的最后提示。

实践案例

健康生活方式使冠状动脉粥样硬化斑块明显缩小

张先生，60岁，长期患有高血压和高血脂，近期出现胸闷、气短等症状。经医院检查，发现其冠状动脉存在明显的动脉粥样硬化斑块，导致血管狭窄，影响心肌供血。

健康生活方式医学中心的医生为其制定了如下干预措施。

1. 饮食调整　遵循得舒饮食法，减少高胆固醇食物的摄入，增加蔬菜、水果、全谷物等富含膳食纤维和维生素食物的比例，每天保证足够的水分摄入。

2. 规律运动　每天进行适量的有氧运动，如快走、慢跑、游泳等，每次持续30分钟以上。坚持每周至少进行5次运动，以增强心肺功能，促进血液循环，另外，每周进行2次抗阻训练，增加肌肉量。

3. 戒烟限酒　成功戒除长期吸烟的习惯，减少烟草对血管的损害。同时，限制酒精的摄入，减少酒精对血脂和血管的不良影响。

4. 控制体重　通过合理的饮食和运动计划，成功将体重控制在健康范围内。体重的减轻有助于降低血脂水平，减轻心脏负担。

5. 心理调节　学会放松身心，避免长期紧张和焦虑的情绪对血管造成不良影响。

6. 社交支持　通过参加生活方式训练营、兴趣小组、与亲朋好友交流等方式，保持了积极的心态。

效果：经过一年的生活方式干预，张先生再次到医院进行检查，结果显示，血压、血脂水平恢复到了正常范围，胸闷、气短等症状明显缓解，冠状动脉粥样硬化斑块明显缩小，血管狭窄程度也显著改善。

〖 第十章 〗

慢性炎症的“祸首”：ω-6 脂肪酸与 ω-3 脂肪酸失衡

ω-6脂肪酸与ω-3脂肪酸是人体必需的两种脂肪酸，人体无法自行合成，必须通过日常饮食来摄取。它们在维持人体健康方面起着重要作用，但现代饮食往往导致这两种脂肪酸的摄入失衡，进而引起慢性炎症。

第一节　ω-6脂肪酸过量的危害

ω-6脂肪酸广泛存在于我们的日常饮食中，如大豆油、葵花籽油、玉米油、花生油、葡萄籽油、肉类及坚果等食物，稍不留神就可能导致摄入过量。摄入过量的ω-6脂肪酸很可能会引发慢性炎症，进而可能导致或促进慢性病的发展。

ω-6脂肪酸有以下四种。

1. 亚油酸（LA） 是最常见的ω-6脂肪酸，主要存在于很多植物油、坚果和种子中，在体内被吸收后会转换成碳链更长的花生四烯酸。

2. 花生四烯酸（AA） 在食物中含量很少，少量存在于肉类、鱼、蛋中。花生四烯酸在免疫过程中能转化为前列腺素，也有促进神经元发育和生长的作用，但是高浓度的花生四烯酸表现出致炎性和毒性。

3. γ-亚麻油酸（GLA） 存在于某些膳食补充剂中，包括琉璃苣油（有时被称为星花油）、黑加仑籽油和月见草油。

4. 共轭亚油酸（CLA） 是一种对身体有益的反式脂肪酸，被发现有抗癌、减少脂肪的功效，极少量存在于牛肉、奶制品中。

过量摄入ω-6会改变细胞膜结构并影响其功能。人体所有细胞的细胞膜结构特点为磷脂作为头部，而脂肪酸则作为尾部。这些脂肪酸尾部可以是饱和脂肪酸，也可以是ω-3脂肪酸或ω-6脂肪酸等不饱和脂肪酸。

研究表明，我们摄入的脂肪类型直接决定了细胞膜上脂肪酸尾部的脂肪酸类型。摄入更多的ω-3脂肪酸，则细胞膜上的脂肪酸尾部中

ω-3脂肪酸的比例会增加；反之，摄入更多的ω-6脂肪酸，则细胞膜上的脂肪酸尾部中ω-6脂肪酸的比例会上升。而细胞膜上脂肪酸的组成对细胞反应和功能具有深远影响。细胞膜上的脂肪酸会被特定酶抓取用于制作信号分子，而选择哪种脂肪酸则取决于细胞膜上存在的脂肪酸类型。这一过程最终会影响多种细胞和组织类型的基因表达及生理代谢反应。

由于这些分子和细胞的作用，脂肪酸最终也会影响整体的身体健康、疾病风险、疾病严重程度和临床结果等。具体来说，过量的欧米伽6脂肪酸会带来以下影响。

（1）影响ω-3脂肪酸代谢：ω-6脂肪酸和ω-3脂肪酸使用同一组酶进行代谢，因此它们之间存在竞争关系，当ω-6脂肪酸摄入过量时，会严重影响ω-3脂肪酸的代谢。

（2）衍生致炎的信号分子：除了竞争同一组酶外，ω-6脂肪酸和ω-3脂肪酸还会释放出截然相反的衍生信号分子，一个致炎，一个抗炎，细胞会利用这些膜上的脂肪酸来制作信号分子。

ω-6脂肪酸会在环氧化酶、脂肪氧化酶、细胞色素P450等酶的催化下产生致炎的类花生酸（类二十烷酸），包括前列腺素、凝血烷和白三烯等。它们与特定的受体结合后，作为炎症过程的关键介质和调节因子而发挥作用。

相反，ω-3脂肪酸会转化成抗炎症的分解素，此外，ω-3脂肪酸还会抑制促炎转录因子的激活以减少炎症基因的表达，并激活抗炎转录因子以增加抗炎基因的表达。

第二节 ω-3脂肪酸与ω-6脂肪酸比例严重失衡

西莫普勒斯等的研究证明，饮食中ω-6脂肪酸与ω-3脂肪酸的理想比例应为4∶1左右。这一比例有助于维持体内脂肪酸的平衡，从而促进健康。研究还表明，在古代人类的饮食中，ω-6脂肪酸与ω-3脂肪酸的比例更接近于这一理想比例。

然而，在现代日常饮食中，ω-6脂肪酸和ω-3脂肪酸的比例往往远高于理想值。据估计，这一比例为16∶1，甚至在某些情况下高达20∶1。

现代饮食结构中富含ω-6脂肪酸的食物（如玉米油、大豆油、猪肉、牛肉等）摄入过多，而富含ω-3脂肪酸的食物（如深海鱼、亚麻籽油、核桃油等）摄入不足，是导致这一比例失衡的主要原因。

ω-3脂肪酸支持心脏、免疫系统功能和抗炎症反应，参与神经信号的传递，是皮肤、视网膜和中枢神经系统的关键基石。

我们的日常饮食中摄入的ω-6脂肪酸要远远多于我们所需要的，而且因为ω-6脂肪酸和ω-3脂肪酸的竞争性，过多的ω-6脂肪酸还会抑制ω-3脂肪酸的作用，这就是为什么我们一直在强调过量的ω-6脂肪酸会产生致炎作用。

ω-6脂肪酸与ω-3脂肪酸比例过高会促进许多慢性病的发病，包括心血管疾病、肥胖、关节炎、阿尔茨海默病、癌症等。

第三节　减少ω-6脂肪酸的摄入

1. 选择健康的油脂　尽量避免食用富含ω-6脂肪酸的油，如玉米油、葵花籽油、大豆油等。相反，可以选择橄榄油、榛子油、茶油、牛油果油等富含单不饱和脂肪酸或多不饱和脂肪酸的油脂。

2. 减少加工食品的摄入　许多加工食品，如薯片、饼干、快餐等，都使用了ω-6脂肪酸含量高的食用油。减少这些食品的摄入可以显著降低ω-6脂肪酸的摄取量。

3. 调整烹饪方法　尽量避免油炸、煎炒等高油烹饪方式，而是选择蒸、煮、烤等无油或低油烹饪方式。这样不仅可以减少油脂的使用，还能保留食物的营养成分。

4. 增加全食物摄入　全食物是指那些没有经过加工或极少经过加工的食物，它们最大限度地保留了自然中的营养成分，不含有防腐剂、调味料或其他化学物质。全食物是富含七大营养素的完整性食物，包括全谷物、蔬菜及水果等。

多吃全谷物、蔬菜、水果和瘦肉，这些食物中ω-6脂肪酸的含量相对较低。同时，它们还提供了丰富的纤维、维生素和矿物质，有助于维持身体健康。

全谷物是全食物类别中的一个重要子集。全食物涵盖了更广泛的食品范围，而全谷物特指谷物类食品中的一类。

5. 关注食品标签　在购买食品时，仔细阅读食品标签上的成分表，避免购买那些ω-6脂肪酸含量高的食品。

第四节　增加ω-3脂肪酸的摄入

ω-3脂肪酸主要有ALA（α-亚麻酸）、EPA（二十碳五烯酸）和DHA（二十二碳六烯酸）三种形式。

ALA主要存在于植物性食物中，如亚麻籽油、紫苏籽油、奇亚籽油等。ALA是人体必需脂肪酸之一，但人体自身无法合成，需要通过食物摄入。ALA在体内具有抗炎、降低血脂和保护心脑血管健康的作用。ALA还有助于防止血管中胆固醇沉积、减少动脉炎症并抑制肿瘤生长。然而，由于ALA在体内的转化率较低，其直接作用可能相对有限。

EPA主要来源于海洋动物，特别是鱼类，如三文鱼、金枪鱼、鲭鱼、秋刀鱼、沙丁鱼等。此外，EPA也可以通过ALA在体内的转化得到，但转化率较低（部分*FADS*基因变异的快速代谢人群除外）。EPA具有降低血脂水平、抗炎、改善情绪、促进胎儿发育及抑制癌症发展等多种生理功能。EPA能够降低血液中的甘油三酯水平，有助于预防心血管疾病；同时，它也是一种强大的抗炎物质，能够减轻炎症和疼痛。此外，EPA对于改善抑郁、焦虑等情绪问题也有一定帮助。

DHA主要存在于海洋性食物中，如鱼类、海藻和海洋浮游生物。DHA同样可以通过ALA在体内的转化得到，但同样存在转化率较低的问题。因此，直接摄入富含DHA的食物对于维持体内DHA水平更为重要。DHA被誉为“脑黄金”，是构成大脑皮层神经膜的重要物质。DHA对于促进胎儿脑发育、提高认知能力、改善心血管健康及维护视网膜健康等具有重要作用。DHA在脑灰白质、视网膜感光体，以及睾丸和精子细胞膜上磷脂的构成中占据重要地位。

由于ALA的生物利用率和转化率较低，建议多从海鱼和其他海鲜中补充ω-3脂肪酸。

补充摄入ω-3脂肪酸的几种方式。

1. 海鱼类 如三文鱼、沙丁鱼、金枪鱼等，这些鱼类是ω-3脂肪酸的优质来源。例如，每100g三文鱼约含有2.26g的ω-3脂肪酸。

2. 坚果和种子 尤其是核桃、亚麻籽、奇亚籽等，它们富含ALA，是植物性食品中ω-3脂肪酸的主要形式。例如，一份核桃（约28g）可以提供约2.5g的ALA。

3. 深色蔬菜 如甘蓝、菠菜等也含有一定的ω-3脂肪酸，同时这些蔬菜还富含维生素、矿物质和膳食纤维等营养素。

4. 食用油 橄榄油、亚麻籽油等也是ω-3脂肪酸的良好来源。例如，一汤匙亚麻籽油（约15ml）可以提供约7g的ALA。

5. ω-3脂肪酸膳食补充剂 如果饮食调整无法满足对ω-3脂肪酸的需求，或者个人偏好使用膳食补充剂，可以选择合适的ω-3脂肪酸膳食补充剂。在选择时，要选择高纯度产品，确保补充剂中ω-3脂肪酸的纯度和含量。查看成分表，了解补充剂中具体含有哪种形式的ω-3脂肪酸（如EPA、DHA或ALA）。

【第十一章】

慢性炎症的“温床”：内脏肥胖

当我们吃得太饱，满足了口腹之欲后，常常会说一句话：“吃多了，快撑死了”。然而，真正有可能“撑死”人的是体内脂肪堆积过多。

内脏肥胖像“温床”一样，会孵化慢性炎症。内脏肥胖也被称为内脏脂肪增多或腹部肥胖，内脏肥胖是肥胖症的一种表现形式，是指人体内脏器官周围脂肪的增加。这种脂肪主要集中在腹腔内，包裹着肝、胰、肾和肠等器官，形成了一个脂肪堆积的带状区域。

当内脏脂肪不断增多，内脏承受不住的时候，多余脂肪就会转移储存到身体各个器官，变为引发炎症反应的毒素，然后一步一步引发高血脂、高血糖、高血压、高尿酸、肥胖等，在动脉硬化基础上，将生命推向疾病和死亡的边缘。

第一节　多余脂肪是怎样越来越多的

健康身体内，多余的脂肪会被储存在脂肪细胞中，以备身体需要时随时代谢为能量。这种主动储存、以备不时之需的“节俭”习惯，是遵循“生存优先”原则进化而来的。然而，在现代生活方式下，高碳水化合物、高脂肪、高蛋白的饮食早已超出了身体的实际需求，但身体遗传下来的这种“节俭”习惯并未改变。

长期摄入过多的脂肪，超过了正常代谢的需要，就会引起脂质代谢紊乱。当脂肪组织无法再容纳时，脂肪酸就会被排挤并蓄积到其他组织和器官，如心脏、肾脏、肝脏、肌肉等，对这些组织和器官的功能造成影响，这种现象被称为脂毒性。这种具有毒性的脂肪能够引发免疫反应，形成氧化应激和慢性炎症。

我们知道，身体在将碳水化合物、脂肪、蛋白质等营养素代谢为能量的过程中，会产生氧化应激和炎症。如果持续摄入脂肪，脂肪细胞会不断增多，甚至从内脏转移到各种组织和器官进行储存，这将引发无限的、系统性的慢性炎症，对身体的伤害极大。

当营养过剩时，身体中的白细胞会像仓库一样吸收并包裹这些多余的糖、脂肪、蛋白质而进行储存。吸收得越多，脂肪细胞就会撑得越大、越圆。当细胞无法再存储这些多余的营养时，下一个正常的细胞就会成为新的仓库。只要营养过剩，身体就会不断制造新的脂肪细胞，一个接一个。脂肪越多，脂肪细胞的数量就会越多，不仅体积变大，数量也会成倍增加。

由于脂肪细胞过度拥挤，脂肪堆积的部位会缺氧，组织会产生氧化应激。同时，这些被挤坏的细胞会分泌大量的致炎因子，随血液到处流动。如果持续摄入大量精制糖、精制米面等高热量食物，就会抑制食物脂肪酸的氧化，造成细胞内的脂肪酸、脂质中间体、甘油三酯蓄积。这些蓄积物在肝脏会引发肝病，在肌细胞会引起胰岛素抵抗，在胰岛细胞则会导致胰岛功能下降并最终引发糖尿病。

同时，高血脂、高血糖会继续引起氧化应激。血脂中被氧化的蛋白容易形成血栓和软斑块，并引发炎症。有些人体重超标但肌肉多，肌细胞不会引发炎症；而有些人体重不超标但脂肪多，脂肪多会促发炎症。特别是腹型肥胖，即常说的“将军肚”，风险最大。这些人四肢瘦但肚子大、内脏脂肪多，而内脏脂肪是引起炎症的重要因素。

第二节　肥　胖　症

肥胖症是一种慢性代谢性疾病，其核心特征是体内脂肪的过度堆积，这通常表现为体重的异常增加。脂肪不仅在皮下堆积，还可能在内脏器官周围形成脂肪层，从而增加了健康风险。

体重指数（body mass index，BMI），是国际上广泛采用的衡量人体胖瘦程度及健康状况的一个重要指标。

计算方法：BMI=体重（kg）÷身高（m）^{2}。

世界卫生组织标准：正常范围，18.5～24.9kg/m^2；超重，25～29.9kg/m^2；轻度肥胖，30～34.9kg/m^2；中度肥胖，35～39.9kg/m^2；重度肥胖，≥40kg/m^2。

中国标准：正常范围，18.5～23.9kg/m^2；超重，≥24kg/m^2；肥胖，≥28kg/m^2。

BMI过低或过高都可能表明身体处于不健康的状态。过低的BMI可能见于营养不良或过瘦的人群，而过高的BMI则与超重和肥胖相关。

BMI只考虑了体重和身高，没有考虑肌肉、骨骼、脂肪等身体成分的比例。例如，肌肉含量较高的人，BMI可能偏高，但并不一定是肥胖。BMI没有考虑年龄和性别的差异。例如，老年人由于肌肉流失，BMI可能偏低，但并不一定是不健康。BMI不适用于儿童、孕妇、运动员等特殊人群。对于这些人群，需要采用其他更合适的评估方法。

体脂率是指人体内脂肪重量在人体总体重中所占的比例，又称为体脂百分数，可反映人体内脂肪含量的多少，是衡量脂肪占比和身体形态的重要指标。正常男性的体脂率是15%～18%，女性体脂含量高一些，一般控制在25%～28%。肥胖症患者体脂率较高。

1. 肥胖症的发生与多种因素有关 生活方式无疑是最关键的。引起肥胖症的主要因素如下。

（1）生活方式因素：现代生活方式的改变，如高糖、高脂肪饮食的摄入，以及缺乏足够的体力活动，都是肥胖症流行的重要原因。压力和情绪问题有时会导致过度进食，从而体重增加。

（2）遗传因素：基因变异可以影响个体的新陈代谢速率、食欲调节、脂肪存储和能量消耗，从而增加肥胖的风险。

（3）医疗因素：某些疾病或药物可能会影响体重，如甲状腺功能减退症、多囊卵巢综合征，以及某些抗抑郁药物和抗精神病药物。

2. 肥胖症症状表现

（1）体重增加。

（2）疲劳和缺乏活力。

（3）关节疼痛和肌肉疼痛。

（4）呼吸困难。

（5）睡眠问题。

（6）皮肤问题，如痤疮和多汗症。

（7）心理问题，如自尊心受到伤害和焦虑。

3. 肥胖症可能引发一系列并发症并带来严重的健康问题（图 11-1）

（1）心脑血管疾病，如高血压和心脏病等。

（2）2 型糖尿病。

（3）某些癌症，如乳腺癌和结肠癌等。

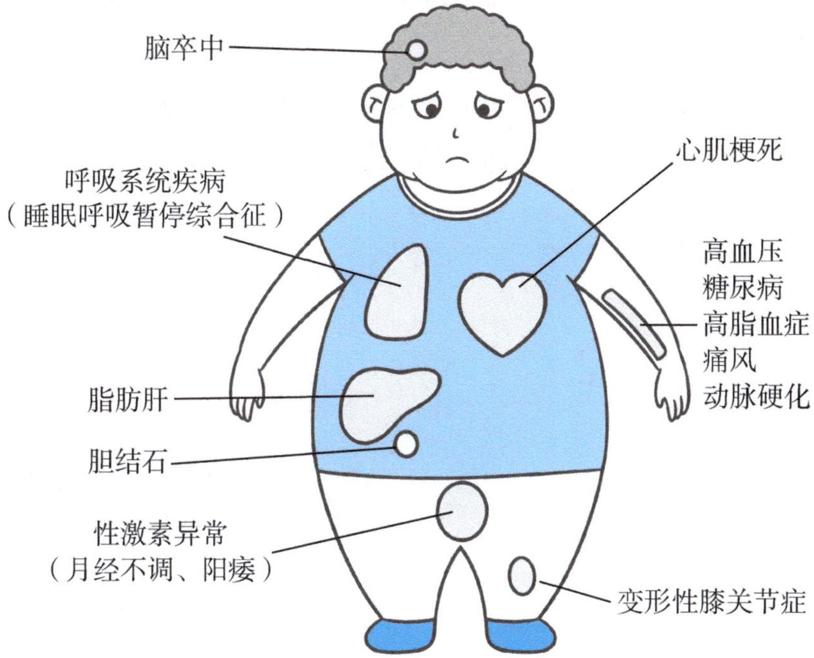

图 11-1　肥胖症的危害

（4）骨关节问题，如骨关节炎等。

（5）呼吸系统疾病，如哮喘等。

（6）肝脏疾病，如非酒精性脂肪肝等。

4. 预防和改善肥胖症 肥胖症是一个复杂的健康问题，需要综合性的治疗策略，其中改善生活方式是最重要的。可参阅第六章相关内容，下面是补充。

（1）饮食调整：减少高糖、高脂肪食物的摄入，增加蔬菜、全谷物和瘦肉的摄入量。

（2）增加体力活动：制订适合个人的运动计划，并逐渐增加运动量。

（3）管理压力和情绪。

（4）戒烟戒酒。

（5）睡眠充足。

（6）药物治疗：在某些情况下，医生可能会建议使用药物来帮助控制食欲或增加饱腹感。

（7）手术治疗：对于严重肥胖且使用其他方法无效的患者，手术可能是一个选择，但需要仔细评估手术风险。

〖第十二章〗

不健康生活方式孳生的“树枝”：氧化应激

不健康生活方式的“树根”，不但孳生出慢性炎症的“树干”，还孳生出氧化应激的“树枝”，最终结出慢性病的“恶果”。

慢性炎症与氧化应激两者相伴而行，互为因果，所以抗炎、抗氧化要同时进行，抗氧化可以间接抗炎，抗炎抑制了活性氧自由基的产生，相当于间接抗氧化。

第一节　活多久算活到天年

身体细胞的自然老化伴随着氧化应激和炎症的产生，这是与生俱来的过程。随着年龄增长，身体内的细胞会逐渐老化，老化坏死的细胞成为体内残留物质，诱发巨噬细胞的吞噬作用，进而产生活性氧自由基和引发炎症反应。一个细胞的老化会波及紧邻的细胞，导致炎症持续产生。

既然氧化与炎症是生命过程中的固有现象，为何有人能享百岁高龄，而有人却英年早逝?

《黄帝内经·灵枢·天年》提及，“人之寿百岁而死”。《尚书》亦言，“一曰寿，百二十岁也”。老子也有“人生大期，以百二十为限”的论述。

细胞学说认为，人的寿命是有限的，细胞分裂的次数决定了人的寿命长度。在人体内，细胞大约能分裂50代，每分裂一次，细胞就会老化，直至死亡。

1961年，美国加利福尼亚大学的老年学专家莱纳得·海弗里克通过细胞增殖实验发现，即使在最佳培养条件下，细胞也无法无限增殖。大部分体细胞大约每两年半分裂一次，分裂50代后达到120岁的寿命。细胞分裂的上限次数也因此被命名为“海弗里克上限”。

“细胞学说”关于人类理论寿命的观点与祖先几千年前的结论不谋而合，即人类有望活到120岁，这被视为顺应天意的寿命。在现实生活中，百岁老人在我们身边和媒体报道中屡见不鲜。

2014年10月21日，中国老年学学会在北京发布了中国十大寿星排行榜，十大寿星的平均年龄达到119.7岁。其中，出生于新疆的阿丽米罕·色依提老人当时已是128岁高龄，她超越了天意的安排，展现了生命的奇迹。

尽管身体老化是不可避免的过程，老化的细胞会产生炎症，但每个人随年龄增长所呈现的老化状态与寿命却各不相同。有的人80多岁依然精神矍铄，而有的人不到60岁就显得萎靡不振，甚至疾病缠身，这与体内的炎症程度密切相关。

人到晚年，若没有心脑血管疾病、骨关节疾病等慢性病，或者这些疾病并不严重，不影响日常生活和自理能力，那么可以说是老而不衰、病而不残。人的寿命在某种程度上受天意影响，天意即天道、自然规律。只要顺应自然规律生活，不违背天意行事，不被口腹之欲所牵制，就有可能健康长寿。

通过避免不健康的饮食习惯、坚持运动、杜绝吸烟酗酒等恶习，并关心身体的真实需求而非仅仅满足口腹之欲，我们可以将细胞老化产生的炎症对身体的影响降到最低程度。这样，人就有可能不违背天意地享受健康长寿的生活。

然而现实是，身体衰老和疾病都与炎症息息相关，而炎症又与身体的氧化应激程度、肠道菌群紊乱及内脏脂肪过多等内在因素紧密相连。尽管如此，如果我们都能以健康的方式变老，哪怕活不到120岁，也是值得庆幸的。

第二节　无处不在的氧化

一、护肤品

爱美之心，人皆有之，和男士们每天要刮胡子一样，护肤化妆是女士们每天再忙也忘不了的要事。

然而，仅仅依赖化妆品来掩盖肌肤问题，就如同在锈迹斑斑的铁器上刷上一层油漆，虽然暂时掩盖了表面的瑕疵，却并未从根本上解决问题。皱纹、雀斑、肤色灰暗，这些问题的根源往往在于氧化应激。氧化应激不仅能让年轻人看起来未老先衰，也能让年长者的肌肤状态与往昔大相径庭，这些就像是时间在脸上刻下的深深印迹。因此，真正的护肤之道，应当是从内而外关注肌肤的健康，对抗氧化应激，让美丽从肌肤深处自然绽放。

二、有呼吸就会有氧化

氧化与我们每天呼吸的氧气息息相关，氧气赋予我们活力，但同时也带来潜在的伤害。生命的存续离不开氧气，无论是人类还是草木花卉、猪马牛羊，都离不开氧气的滋养。

氧气，这一生命必需之物，在支撑生命的同时，也对生命构成了一定的制约。我们在依赖氧气的同时，也不得不面对它给身体带来的不良影响。氧化是身体将食物代谢为能量的必要过程，是伴随我们一生的生理活动。

在我们的生活中，氧化的现象无处不在。吃剩下的苹果和蒜泥不久就会变色，这是氧化的结果；锈迹斑斑的水管、菜刀、铁锅也是长期氧化的产物。环境的潮湿程度越高，氧化程度就越高。只要有氧气存在，氧化就会发生，我们的身体内部也不例外。

为了防止身体因氧化而“生锈”，人类自然进化出了抗氧化系统。身体天生就具有抗氧化的功能，以应对氧化带来的挑战。然而，有氧化就有抗氧化，这一过程中就会产生氧化应激。

氧化应激是体内氧化和抗氧化失衡的结果，它对体内组织和器官的损伤往往比皮肤表面的老化更为严重。通过医院的内镜检查等，我们可以发现过度氧化的肠道、肺或血管，其状况比皮肤的老化更应重视。

第三节　“强取豪夺”的活性氧自由基

炎症不是通过单打独斗来危害身体的，它还有一个帮凶就是活性氧自由基。活性氧自由基是活跃性更强的氧化物质，因为缺少一个电子，它碰到身体任何部位细胞中的脂肪、蛋白质等，就会“强取豪夺”其中的电子发生还原反应，由此造成细胞内物质的过度氧化，损毁了组织和器官中的细胞，给细胞所在组织和器官带来伤害。

我们有精力干活、说话、想问题，是因为身体不断有能量供应，食物代谢为能量需要氧化反应，才能将蛋白质、脂肪、葡萄糖等转化成能量，只要有氧化过程，就会留下一些副产物——活性氧自由基。活性氧自由基是营养素的氧化产物，经常被称为“毒性氧”。

一、活性氧自由基的危害

活性氧自由基可干扰体内系统的正常运作，导致恶性循环，以致产生更多活性氧自由基，其连锁反应可导致活性氧自由基危害遍及全身。

（1）破坏蛋白质，破坏体内的酶，导致炎症和衰老。

（2）破坏细胞膜，干扰细胞的新陈代谢，使细胞膜丧失保护细胞的功能。

（3）破坏细胞内的线粒体，造成线粒体的氧化损伤，使能量产生受损。

（4）破坏体内的DNA，扰乱细胞的运作及再生功能，造成基因突变，演变成癌症。

（5）破坏脂肪，使脂质过氧化，导致动脉硬化，发生心脑血管疾病。

（6）破坏碳水化合物，使透明质酸降解，导致关节炎等。

（7）阻碍细胞的正常发展，干扰其复原功能，使细胞更新率低于凋亡率，导致早衰。

（8）产生破坏细胞的化学物质，形成致癌物质。

（9）能够降低身体免疫功能，使身体易受细菌和病毒感染。

活性氧自由基、脂质过氧化和氧化应激之间存在着密切的关联性。活性氧自由基作为高活性分子，在过量产生时能够引发脂质过氧化和氧化应激；而脂质过氧化作为活性氧自由基引起的一种重要细胞损伤形式，进一步加剧了氧化应激对细胞的损伤。三者之间的恶性循环不仅影响细胞的正常功能，还可能参与多种疾病的发生和发展。

氧化应激是点燃炎症的火种，其对慢性炎症的最大贡献就是脂质过氧化，当血管和细胞中的脂质被氧化后，免疫细胞会把这些氧化脂质当作“敌人”来防御，这时就会产生炎症，如果氧化刺激不断，炎症就发展为慢性炎症。

星星之火，可以燎原。当身体不断地承受氧化压力，抗氧化力又跟不上，活性氧自由基就会“火星四溅”，“烧”遍全身每一个细胞、组织和器官，氧化应激成为常态，就会对身体的组织和器官造成不可逆转的伤害，临床研究证明，氧化应激是引起身体老化、高血脂、高血压、糖尿病、动脉硬化的主要因素之一。

活性氧自由基非常活泼，化学反应性极强，会对身体产生伤害，氧化和抗氧化系统一旦失衡，就会引发活性氧自由基连锁反应。

活性氧自由基最爱“招惹”ω-6脂肪酸。不饱和脂肪酸是细胞膜的重要组成部分，脂肪酸不饱和度越高，越容易讨活性氧自由基喜欢，由于ω-6脂肪酸家族中的花生四烯酸、α-亚麻酸、亚油酸比ω-3脂肪酸家族成员的饱和度高，最容易被氧化。为了满足口味的要求，我们日常饮食中容易过量摄入这类脂肪酸。

脂质过氧化就是我们体内的脂肪酸被过度氧化，被氧气“烧糊、烧焦”了。

我们日常的炒菜油放久了，会闻到刺鼻难闻的特殊气味，这是油脂中的脂肪酸发生氧化、酸败而产生的，油炸食品就含有典型的过氧化油脂，经常吃这种过氧化油脂，会引起活性氧自由基的连锁反应。

脂质过氧化会损害细胞膜，影响细胞的功能，形成细胞透明性病变、纤维化，大面积细胞损伤会造成组织、器官等损伤，这就是脂质过氧化的后果。

体内脂质过氧化物增加后，会与身体蛋白质结合形成脂褐素，并在器官中沉积，这是身体衰老的主要原因。老年人皮肤出现皱纹、骨骼变脆也可能是由活性氧自由基引发胶原蛋白过度氧化引起的，满脸皱纹表示胶原蛋白功能丧失了，骨头变脆也是一样的道理，所以单纯用化妆品解决不了皱纹。

二、活性氧自由基的“天敌”：抗氧化物质

我们的身体在生命活动过程中会产生能量，产生能量的过程是食物氧化的过程，氧化的过程会产生活性氧自由基，所幸身体有抗氧化系统，可以消除能量产生过程中产生的活性氧自由基。

为了避免自由基水平过高失去控制，导致生物分子被活性氧攻击破坏，生物体系失去平衡，生物体演化出一套控制活性氧水平的工具和方法。这就是生物抗氧化系统。

抗氧化物质是指那些能够捕捉、清除体内活性氧自由基的化合物。抗氧化物质来源广泛，包括体内自然生成的内源性抗氧化物质和从外界食物中摄入的外源性抗氧化物质（图12-1）。

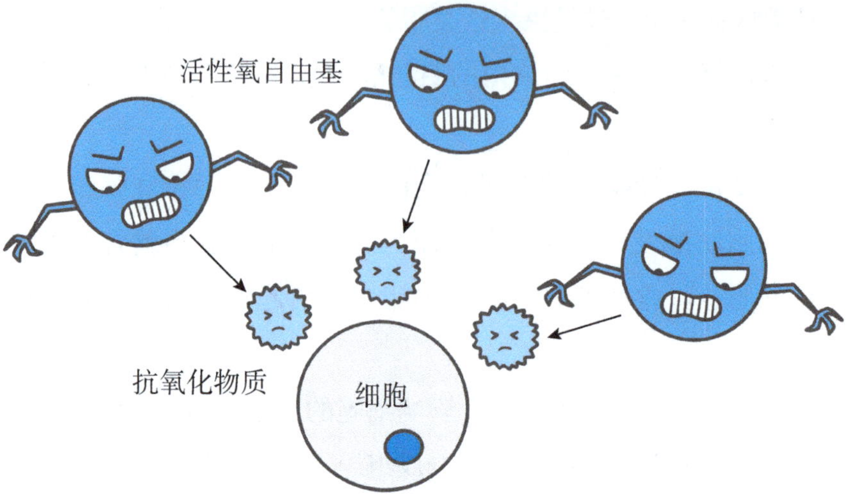

图 12-1　抗氧化物质的作用示意图

外源性抗氧化物质可以从食物、功能性营养素和药物中获得，如各种植物抗氧化物、维生素和矿物质，其中，某些矿物质是内源性抗氧化酶的活性成分。它们能有效地提高身体的免疫力，减少由活性氧自由基侵害而引起的自然老化、过度氧化和氧化损伤，以及由此引发的慢性炎症和相关的慢性病。

内源性抗氧化系统包括抗氧化酶（如超氧化物歧化酶、过氧化物还原酶、谷胱甘肽过氧化物酶、过氧化氢酶等），非酶抗氧化物（如谷胱甘肽、维生素C、维生素E、尿酸等）及金属离子螯合剂。

抗氧化物主要分为四类。

1. 脂溶性类　如维生素E、β-胡萝卜素、虾青素等。

2. 水溶性类　维生素C、谷胱甘肽等。

3. 酚类　如黄酮、类黄酮、异黄酮等。

4. 酶类　如超氧化物歧化酶、过氧化氢酶、谷胱甘肽硫转移酶等。

抗氧化物是怎样除掉活性氧自由基的？抗氧化部队按来源分为体外的“雇佣兵（如维生素C）”和体内自身生成的“自有兵”，“自有兵”又包括细胞内的“亲兵”（如谷胱甘肽和超氧物歧化酶）和细胞外进来的“援兵”（如维生素E），还有进不了细胞而在血液中流动的“卫兵”（如体内产生的尿酸），“雇佣兵”则来源于饮食（如维生素C）。

细胞内自有的“亲兵”谷胱甘肽是有效的抗氧化物，但谷胱甘肽被氧化后，需要其他抗氧化物援助还原，才能恢复活性，继续作战。

“雇佣兵”维生素C等则是来自体外的水溶性抗氧化物，是通过饮食进来的。

正常情况下，对于能量生成过程中产生的活性氧自由基，我们身体的抗氧化系统可以将它中和掉，不会对身体造成多少伤害。

如果通过饮食进来的全是产生活性氧自由基的食物，而不是抗氧化物，就会给身体带来麻烦。

我们体内产生的活性氧自由基只有10%发挥一些生理作用，其余90%都是有害的，会对自身细胞、组织造成损伤。

当氧化速度超出抗氧化物的清除速度，就形成氧化应激。只要有氧化应激，就会有损伤，就会出现炎症。活性氧自由基连锁形成会造成细胞结构损伤、细胞死亡，因修复损伤不断引发的炎症变成了慢性炎症。

第四节　“火上浇油”的氧化应激

如果慢性炎症是染遍全身的“火”，那么氧化应激则是助燃剂“油”。

氧化应激是导致衰老和疾病的重要因素，是胰岛素抵抗、糖尿病和心血管疾病的共同发病基础，会引起动脉硬化、哮喘、类风湿关节炎、癌症、老年痴呆、帕金森病等多种慢性病。

一、氧化应激的来源

氧化应激是指细胞内氧化物质（如自由基、过氧化物等）过量产生或清除能力下降，导致细胞氧化状态失衡，从而对细胞产生损伤的一种生理或病理过程。活性氧自由基是氧化应激的始动因素，氧化应激则加剧活性氧自由基的产生。

每一口食物的摄入都伴随着氧化应激的过程。空气中约21%的成分是氧气，只要我们进行呼吸，身体就不可避免地会经历氧化状态。而活性氧自由基的主要来源正是身体能量代谢过程中所产生的氧化产物。因此，每当我们进食，无论是何种食物，都会触发氧化应激和轻度的炎症反应。

值得注意的是，每次进食后，身体的氧化应激压力会在餐后2～4小时达到峰值，并且至少需要约6小时后才能逐渐恢复正常水平。

如果我们选择的食物是高脂、高糖、油炸或烧烤类食品，而不是富含抗氧化物和微量元素的蔬菜和瓜果，那么氧化应激的程度还会进一步加剧。

考虑到现代人一日三餐之外，还常常离不开零食，晚上还可能来点夜宵，这种暴饮暴食和无规律、无节制的频繁进食方式，几乎让身体长期处于餐后的氧化应激状态。在这种情况下，身体内的活性氧自由基会泛滥成灾，最终导致慢性炎症的产生。

俗语“饭量有定数，谁先吃完谁先走”，这句话其实蕴含着深刻的科学道理。

氧化应激的饮食来源如下。

1. 高脂肪饮食 特别是富含饱和脂肪和反式脂肪的食物，会增加体内的氧化应激水平。饱和脂肪主要存在于红肉、全脂奶制品和部分加工食品中，而反式脂肪则常见于部分氢化植物油和加工食品中。这些脂肪在高温烹饪或储存过程中容易发生氧化，产生活性氧自由基，从而加剧氧化应激。

2. 高糖饮食　也是氧化应激的一个重要来源。摄入过多的糖分会导致血糖水平升高，进而促进晚期糖基化终末产物（AGE）的生成。AGE是一类高度反应性分子，能够与体内的蛋白质、脂质和核酸等结合，引发氧化应激和炎症反应。

3. 加工食品　往往含有大量的防腐剂和色素等化学物质，这些物质在体内代谢过程中可能产生活性氧自由基，从而增加氧化应激的风险。此外，加工食品中的营养成分往往被破坏，抗氧化物质的含量较低，进一步削弱了机体的抗氧化能力。

4. 不良烹饪方式　高温油炸、烧烤等烹饪方式会导致食物中的脂肪和蛋白质发生氧化，产生大量的活性氧自由基和有害物质。这些物质进入体内后会加剧氧化应激的程度。

5. 缺乏抗氧化物质的食物　饮食中缺乏富含维生素、矿物质和抗氧化物质的食物也会增加氧化应激的风险。抗氧化物质如维生素C、维生素E、硒和多酚类化合物等能够中和体内的活性氧自由基，减轻氧化应激对细胞的损伤。

6. 乙醇和咖啡因　过量摄入乙醇和咖啡因也会使机体产生氧化应激。乙醇在代谢过程中会产生乙醛等有害物质，这些物质能够与体内的蛋白质结合，引发氧化应激。而咖啡因则可能通过影响机体的抗氧化防御系统来加剧氧化应激。

二、氧化应激与慢性炎症“沆瀣一气”

抗炎与抗氧化密不可分。炎症是体内的火苗，炎症反应中火苗落地会火星四溅，裂变出很多的火星，火星就是活性氧自由基。炎症反应可以裂变出很多氧化状态的活性氧自由基，活性氧自由基又可以引起炎症。

炎症与氧化应激像双胞胎一样，两者相伴而行、互为因果，所以抗炎、抗氧化就要同时进行，抗氧化可以间接抗炎，抗炎抑制了活性氧自由基的产生，相当于间接抗氧化。

在慢性炎症过程中，免疫细胞和炎症介质的活动会产生大量活性氧自由基，从而引发氧化应激，氧化应激可以进一步加重炎症反应，形成恶性循环。

氧化应激会导致细胞膜脂质过氧化、蛋白质变性和DNA损伤等，这些损伤会影响细胞的正常功能和生存能力。同时，氧化应激还可以激活炎症信号通路，促进炎症因子的产生和释放，进一步加剧炎症反应。

慢性炎症和氧化应激还影响其他生理过程。例如，氧化应激可以导致内皮细胞功能障碍，促进动脉粥样硬化的发展，还可以影响胰岛素信号转导。

需要注意的是，慢性炎症和氧化应激的关系是复杂的，并且两者在不同的疾病中可能发挥不同的作用。

三、氧化应激的危害

氧化应激的危害是多方面的，涉及人体多个系统和器官，其影响不容忽视。

1. 对整体健康的影响

（1）加速衰老：氧化应激会加速人体的氧化过程，导致生理年龄比实际年龄更大，表现为外表显老。

（2）引发多种疾病：长期的氧化应激在许多疾病的发生中扮演重要角色，包括但不限于心脏病、癌症、骨关节炎、风湿性关节炎、糖尿病、神经退化性疾病（如阿尔茨海默病、帕金森病）、高血压、动脉硬化和脑卒中等心脑血管疾病，以及炎症性疾病和慢性疲劳综合征等。

2. 对细胞和组织的影响

（1）DNA损伤：自由基的攻击可能导致DNA损伤，这不仅增加了癌症的风险，还可能加速细胞老化。

（2）炎症：氧化应激可激活炎症反应，导致炎症性疾病的发生和加重，如关节炎和炎症性肠病等。

（3）抗氧化防御系统耗竭：长期的氧化应激可能会耗尽细胞内的抗氧化防御系统，使细胞更容易受到氧化损伤。

3. 对特定器官的影响

（1）心脏：氧化应激可导致心脏细胞损伤，增加心脏病的风险。

（2）肺部：吸烟等外部因素可导致肺部组织氧化应激，引发炎症，增加支气管炎等呼吸系统疾病的风险。

（3）肝脏：氧化应激可对肝脏细胞造成损伤，影响肝脏的正常功能。

（4）脑：神经退化性疾病与氧化应激密切相关，氧化应激可导致脑细胞损伤，加速神经系统的老化。

4. 其他影响

（1）胰岛素抵抗：氧化应激与胰岛素抵抗密切相关，可导致糖尿病等代谢性疾病的发生和恶化。

（2）动脉粥样硬化：氧化应激在动脉粥样硬化的发生和发展中起重要作用，低密度脂蛋白在氧化应激下转变为氧化型低密度脂蛋白，促进动脉粥样硬化的形成。

四、氧化应激的监测

1. 氧化应激自测

（1）全身性症状：疲劳、全身无力、失眠、体重下降或增加。

（2）皮肤问题：皮肤干燥、皮肤老化加速、肤色暗淡、痤疮或皮疹。

（3）免疫系统问题：频繁感染、过敏反应增加、炎症反应加剧。

（4）神经系统症状：头痛、注意力不集中、记忆力下降、焦虑或抑郁。

（5）心血管疾病：血压不稳定、心悸、动脉硬化。

（6）代谢问题：血糖不稳定、胰岛素抵抗、肥胖等。

2. 氧化应激检测

（1）抗氧化酶测定，包括超氧化物歧化酶、谷胱甘肽过氧化物酶及过氧化氢酶等。

（2）全血细胞内谷胱甘肽和还原型谷胱甘肽水平的测定。

（3）铁超负荷的评估，包括转铁蛋白饱和度、铁蛋白、血清铁及总铁结合力。

（4）尿液或血清中的脂质过氧化物的测定（TBARS检测）。

（5）尿液8-羟基-2-脱氧鸟苷的测定等。

第五节　抗氧化的生活方式处方

详细内容可参阅第六章相关内容，下面是补充。

一、饮食处方

多吃富含抗氧化物质的食物。抗氧化物质能够帮助清除体内的自由基，减少氧化应激对身体的损害，从而有助于预防多种慢性病，如心脑血管疾病、癌症等。

1. 富含维生素C的食物　如橙子、柚子、草莓、西红柿、青椒等。这些食物含有丰富的维生素C，有助于清除自由基，保护细胞不受损伤。

2. 富含维生素E的食物　如坚果、植物油、绿叶蔬菜等。这些食物可以防止细胞受到氧化损伤，保护细胞膜的稳定性。特别是坚果，不仅富含维生素E，还富含不饱和脂肪酸和矿物质，具有很好的抗氧化作用。

3. 富含β-胡萝卜素的食物　如胡萝卜、南瓜、菠菜、红薯等。这些食物有助于保护眼睛和皮肤健康。

4. 富含虾青素的食物　虾青素在自然界中广泛存在，特别是在海洋生物如虾、蟹、某些鱼类和藻类中。虾青素的抗氧化能力是维生素E的数百倍。

5. 富含花青素的食物 如紫甘蓝、蓝莓、黑枸杞、红葡萄等。花青素是一类强力的抗氧化剂，可以帮助预防心脑血管疾病和癌症等慢性病。

6. 富含硒的食物 如海产品、动物内脏、蛋类等。硒元素有助于增强身体免疫力，预防癌症和心脑血管疾病等慢性病。

二、运动处方

适度运动锻炼有助于提升新陈代谢速率，增强体内抗氧化酶的活性，促进血液循环，加速废物排出，并减少自由基的产生。日常锻炼应以有氧运动为主。

三、其他生活方式处方

1. 心理压力管理 情绪不稳定、抑郁和焦虑会引发细胞的氧化应激，加速细胞衰老。持续的心理压力会导致体内激素失衡，影响细胞健康，引发炎症和老化。如果心理压力处理不好，心里一直郁闷，每天活得都非常不开心，那么体内的活性氧自由基会持续不断地产生。

2. 戒烟限酒 烟草和酒中的有害化学物质可引起代谢紊乱和氧化应激。

3. 充足睡眠 在清醒状态下，活性氧自由基会在神经元中积累，而睡眠可以清除脑中的活性氧自由基。睡眠的核心功能之一是帮助清除脑中的活性氧自由基，所以睡眠也是大脑的抗氧化剂。睡眠是一个修复的过程，如果长期睡眠不好，会导致氧化应激。

4. 社交支持 良好的社交关系往往更容易使个体获得社会支持和资源，这有助于他们在面对压力时保持更好的生理状态，从而降低氧化应激水平。

【第十三章】

不健康生活方式孳生的“树枝”：肠道菌群失衡

不健康生活方式“树根”，不但孳生出慢性炎症“树干”和氧化应激“树枝”，还孳生出肠道菌群失衡“树枝”，最终结出慢性病“恶果”。

正所谓“千里大坝，毁于蚁穴”，肠道作为食物消化的场所和营养进入体内的主要关口，其重要性不言而喻。大量研究证明，肠道菌群失衡不仅与心脏疾病息息相关，还与糖尿病、脑部疾病、神经功能障碍、癌症、肝病等众多慢性病有着千丝万缕的联系。

在我们的日常生活中，微生物无处不在，发挥着举足轻重的作用。蒸馒头使用的酵母，酿造酱油、醋、酒等，都离不开微生物的发酵作用。而酸奶等发酵食品，更可作为给肠道补充有益菌群的重要物质。因此，我们应该更加关注肠道健康，维护肠道菌群的平衡，以保障身体的整体健康。

第一节　“牵一发而动全身”的肠道菌群

肠道是身体中功能强大且活动繁忙的重要器官，我们必须善待它。身体所需的营养物质有60%在肠道中合成，超过70%的免疫细胞和组织驻扎在肠道内，80%以上的毒素经由肠道排出，而3/4的神经递质也是由肠道分泌的。

在我们的皮肤、鼻孔、口腔及肠道中，都寄生着大量的细菌、真菌、病毒等微生物，这些微生物与我们长期共生共荣。科学研究发现，仅肠道中的微生物种类就超过1500种，总重量可达2kg。

这些微生物虽然依赖我们生存，但它们并非无所作为。它们承担着多种重要任务，如分解食物成分、储存脂肪、调节胰岛素敏感性、协助肝脏排毒、对抗病原体、培养免疫细胞、调控神经细胞、调节骨密度，以及合成维生素和氨基酸等。

肠道还能产生身体必需的B族维生素，如叶酸、泛酸、生物素、硫胺素、核黄素等，这些维生素并非全部来源于饮食。此外，身体中所需的维生素K_2有50%是由肠道菌群代谢产生的。

肠道内的菌群可以分为三类：益生菌（好菌）、有害菌（坏菌）及中性菌。益生菌约占25%，有害菌约占25%，中性菌约占50%，中性菌的数量是最多的。这三种菌群相互依存又相互制约。

中性菌并非永远保持中立，它们总是“随大流”。坏细菌和好细菌都在努力拉拢中性菌。如果肠道内的有益菌群减少，中性菌群就可能倒向有害菌群的队伍，导致有害菌比例增大。然而，如果有足够多的益生菌群制衡有害菌群，中性菌群就不会“兴风作浪”，我们的肠道就能保持健康，身体大概率也是健康的（图13-1）。

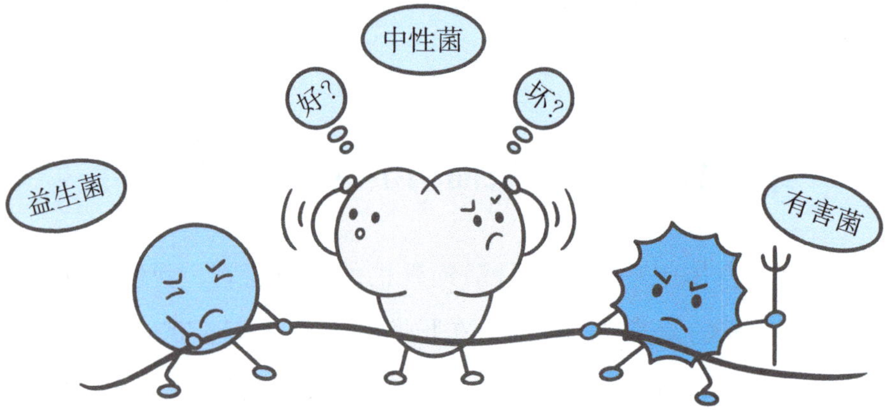

图13-1 “墙头草”中性菌

一旦益生菌群减少，有害菌群增多，肠道内正常菌群的数量和种类就会失去平衡，从而引起一系列临床症状，即肠道菌群失衡。

肠道内菌群的平衡与益生菌的丰度和数量密切相关，并且受年龄的影响。肠道内90%的益生菌主要是双歧杆菌和乳杆菌，随着年龄的增长，它们的数量会逐渐减少。刚出生的婴儿肠道中的益生菌数量最多，但随着年龄的增长，从青年、中年到老年，肠道内的益生菌数量会不断减少。如果没有有效的益生菌补充，就会引起菌群失衡。因此，年龄越大，越需要补充更多益生菌。

在益生菌充足的情况下，我们的消化系统一般不会出现腹泻、便秘等问题，即使出现也可以很快得到改善。益生菌还可以减少细胞的脂肪、调节血液中的脂肪并预防感染。因为益生菌具有免疫功能，当免疫功能平衡时，感染和过敏就会减少。感染和过敏是免疫功能失衡的具体表现，所以如果出现过敏症状，说明免疫功能可能出现了问题。

益生菌不足不仅表现为胃肠道问题，还会影响全身的健康。因为益生菌的不足会促进炎症的形成，导致氧化应激反应在全身各处发生。

第二节　肠漏：脂多糖毒素的渗漏口

肠道是防止毒素侵入血液的第一道屏障，一旦肠漏发生，这道屏障便告失守，慢性炎症的火种便源源不断地被输送进血液。

临床上，肠漏是一种极为严重的肠道疾病。这里的肠漏并非指肠道破损，而是肠道中的第一道病毒防线——微生物屏障被有害细菌破坏，导致各种毒素趁机进入血液，对病毒的第一道防线因此失守。

我们每天摄入的食物中，除了营养物质，还包含不同的细菌、毒素和其他物质。长达约8m的肠道既要允许营养进入血液，又要紧闭“大门”，防止病毒感染和细菌入侵，同时还要将消化后的废物通过肠道蠕动排出体外。

为了杀灭病毒，肠道设有机械、免疫、化学、微生物四道防线，每道防线都有不同的“部队”负责杀毒。如果每道防线都失守，细菌等毒素就会肆无忌惮地进入血液。只要肠道菌群保持平衡，机械、免疫、化学、微生物四道防线就不会失守。

正常的肠上皮细胞紧密相连，细胞之间有连接蛋白，像一道防火墙。由于这道防火墙的存在，肠腔内的食物大分子、肠道代谢废物、有害微生物及毒素等毒性物质就无法进入血液。

然而，当肠道菌群失衡后，肠道的黏膜保护层会遭到破坏，上皮细胞之间的缝隙会变宽，肠道通透性增加，四道防线全部失守，形成肠漏，各种有害物质会从细胞间隙穿过肠道进入血液。

一旦菌群失衡导致肠漏出现，肠道内的体液酸化会导致肠道系统异常发酵，产生身体中90%的活性氧自由基，从而引发氧化应激。同时，有害细菌中释放出来的脂多糖毒素等有害物质会源源不断地进入血液，随血液流向全身各个细胞、组织和器官。

尽管免疫细胞加速召集、分化和增殖，但仍无法完全应对这些有害物质，从而导致慢性炎症和全身性系统性炎症的出现。

肠漏的出现相当于肠道微生物屏障把关出现漏洞，有害菌在血液和肠道表皮之间开了个关口，帮助毒素侵入血液并引起炎症反应。这就是菌群失衡引起了炎症。

脂多糖也被称为内毒素，是革兰氏阴性细菌细胞壁中的一种组成成分，肠道是革兰氏阴性细菌的主要栖息地。脂多糖是一种难以摆脱和消灭的毒素，它耐热、耐化学腐蚀，需要在250℃的高温高压下加热30分钟才能灭活。当脂多糖从肠漏口进入血液后，会寄宿在细胞膜上并瞬间引发免疫细胞产生强烈免疫反应，造成氧化应激和炎症反应，包括巨噬细胞、肥大细胞及单核细胞在内的免疫细胞都会全力迎战。

不仅如此，有害细菌释放的脂多糖还会导致肠道黏膜细胞的紧密连接与松脱，增加细胞间的通透性，进一步导致肠漏的形成。

事实上，几乎所有的慢性病都与肠漏有关，包括肥胖、肝病、肝功能异常、系统或局部炎症、慢性肠炎、肠易激综合征、自身免疫性疾病（如1型糖尿病、乳糜泻、桥本甲状腺炎、类风湿关节炎、系统性红斑狼疮、多发性硬化症等）、慢性关节病变、偏头痛、皮肤病变（如荨麻疹、湿疹、银屑病）、过敏症、哮喘、动脉硬化、胰岛素抵抗、心力衰竭、慢性疲劳综合征及胆石症等。

第三节　肠道菌群失衡：“脑失常”

失眠、焦虑等精神障碍是否可能是因为菌群失衡引发的炎症影响到脑了呢？这个假设被称为脑-肠轴，越来越受相关研究的关注。实际上，肠道与脑之间并没有直接的物理连接，但两者的功能却紧密相连。例如，经常发脾气、情绪失控，或者经常失眠、情绪和精神方面出现问题，这些都可能与肠道菌群失衡有关。

我们的脑中存在许多制造情绪的物质，称为神经递质。有些神经递质会让人兴奋，而有些则会让人平静。当这两种神经递质保持平衡时，我们的情绪会相对稳定。而值得注意的是，这些神经递质有90%是在肠道中产生的，因此，神经递质的平衡在很大程度上依赖于肠道菌群的平衡。

儿童的多动症、孤独症等问题也可能与肠道菌群有关。孤独症患儿往往是因为让他们静下来的神经递质产生过多，导致他们不愿意动、不愿意与人交流。而多动症患儿则相反，是让他们动起来的神经递质产生过多，使他们无法安静下来。大家可能都有过这样的体验：紧张时会想上厕所，伤心时会食欲不振等。这说明我们的情绪变化确实会反映在消化系统上。

你是否相信一个人的肠道微生物可以影响他的认知、性格、气质、社交情况甚至是责任心呢？大量证据表明，神经系统与肠道微生物的组成和功能密切相关。肠道菌群失衡可能是导致精神问题的潜在原因。研究发现，肠道菌群失衡与阿尔茨海默病、孤独症、帕金森病等神经或精神疾病，以及焦虑、抑郁和认知功能障碍等心理疾病都有关联。

除了肠道菌群能够分泌神经递质外，肠道中还存在着数百万个神经元，它们可以通过神经递质向脑发送信号。脑-肠轴功能障碍被认为是精神障碍的病理基础。因此，恢复受干扰的微生态系统为管理或预防这些疾病提供了一种新颖且有前途的方法。

第四节　肠道菌群失衡：炎症泛滥

正常情况下，人体的菌群结构保持相对稳定，肠道内益生菌充足，它们能有效消灭并抑制有害细菌，防止其孳生，从而维持菌群的平衡状态。

然而，如果肠道内的益生菌数量逐渐减少，同时饮食习惯又不佳，那么菌群失衡的情况便可能发生，进而触发炎症反应。肠道不仅是身体消化食物的中心，更是抵御食物中有害物质入侵的重要防线。一旦肠道菌群发生紊乱，甚至出现肠漏现象，免疫系统将难以防范，导致炎症泛滥成灾。

菌群失衡与氧化应激一样，都是加重慢性炎症的重要因素。如果说氧化应激是慢性炎症形影不离的助燃剂，那么肠道菌群失衡所输送的毒素就是让炎症之火燃遍全身的加油站。

炎症、氧化应激和肠道菌群失衡三者紧密相连，是身体在正常生理活动中就可能产生的“内邪”，也是导致慢性炎症最不可控的三大源头。因此，抗炎、抗氧化和维护肠道菌群平衡便成了“扶正祛邪”的三大法宝，形影不离。要从根源上杜绝慢性病的发生和发展，就必须将抗炎、抗氧化和维护肠道菌群平衡这三个核心因素视为一个整体进行综合考虑和干预。这正是健康生活方式医学与慢性病综合管理的出发点和核心理念。

第五节　滥用抗生素引起的肠道菌群失衡

一场由普通病毒引发的感冒，如果错误地使用抗生素来治疗，不仅无法治愈感冒，反而会杀死体内大量的益生菌，带来不必要的健康风险（图13-2）。

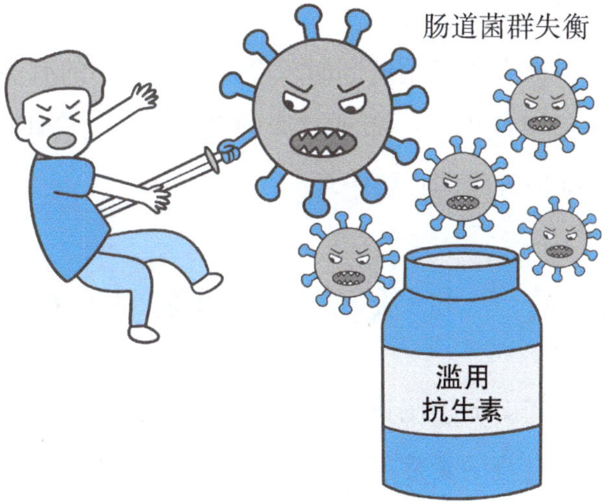

图13-2　滥用抗生素的危害

抗生素，顾名思义，是对抗微生物的药物。它只对细菌感染的疾病有效，对于病毒感染则完全无效，并且可能带来严重的副作用。我们日常生活中常见的抗生素药物包括青霉素、阿莫西林、红霉素、阿奇霉素、头孢类等。

几乎每个人都曾服用抗生素，人们习惯性地将其称为“消炎药”。一旦感到头痛发热，很多人就会自行服用几片。据统计，中国抗生素的人均年消费量高达138g左右，约是美国的10倍，这使得中国成为全球抗生素滥用情况最为严重的国家之一。

在中国，住院患者的抗生素使用率高达70%，是欧美国家的2倍。然而，实际上真正需要使用抗生素的患者比例还不到20%。

如此严重的药物滥用现象，不仅造成了资源的巨大浪费，还可能在无形中埋下抗药性的隐患。

有些人一感冒就服用抗生素，或者错误地将抗生素当作退热药、消炎药来使用。事实上，除非有并发的细菌感染，绝大多数感冒都是由病毒引起的，根本不需要使用抗生素。日常生活中经常发生的局部软组织淤血、红肿、疼痛,过敏反应引起的接触性皮炎及病毒引起的炎症等，都不宜使用抗生素。

抗生素在消灭有害细菌的同时，会杀死肠道中的有益细菌，导致菌群失衡，进而可能引发一系列健康问题。因此，合理使用抗生素，避免滥用，是维护健康的重要一环。

第六节 “趁火打劫”的肠道菌群失衡

肠道菌群失衡会促进肠道内炎症介质的释放，这些炎症介质会进一步加剧肠道及全身的炎症反应。肠道菌群失衡如同“趁火打劫”一样，严重危害身体健康。

一、消化系统问题

肠道菌群失衡可能导致便秘、腹泻、胃部不适和胀气等消化问题。这些症状直接影响患者的生活质量，还可能伴随腹痛、肠鸣等不适感。

长期菌群失衡可能破坏肠胃环境，引起病菌繁殖或损坏黏膜，导致肠胃炎、胃溃疡等消化系统疾病。这些疾病不仅治疗周期长，还可能反复发作，严重影响患者的健康。

二、免疫系统问题

肠道是免疫系统的重要组成部分，肠道菌群失衡可能导致免疫系统功能下降。免疫系统无法正常工作，会增加感染的风险，使身体更容易受到各种病原体的侵袭。

三、营养吸收问题

失衡的肠道菌群可能影响身体对维生素、矿物质等营养物质的吸收，导致营养不足和健康问题。长期营养吸收不良还可能引发其他慢性病。

四、精神健康问题

近年来，越来越多的研究表明肠道菌群与脑功能之间存在密切联系。肠道菌群失衡可能与抑郁、焦虑和注意力不集中等精神问题有关。这些问题不仅影响患者的情绪状态，还可能影响其社交和工作能力。

五、代谢问题

肠道菌群失衡还可能与代谢问题密切相关，如肥胖、糖尿病和心血管疾病等。失衡的肠道菌群可能影响脂肪代谢、血糖调节等生理过程，从而增加这些代谢性疾病的风险。

六、其他危害

在原发感染的治疗过程中，由于肠道菌群失衡可能发生另一种新致病菌的感染。

当肠道菌群失衡得不到纠正时，致病菌过量繁殖，内毒素产生过多，可能引起内源性感染及内毒素血症等并发症。严重时，患者可能出现脱水、电解质紊乱、低白蛋白血症甚至休克等症状。

第七节　肠道健康的监测

肠道健康的监测是一个综合性的过程，涉及多个方面，包括症状观察、实验室检查、影像学检查及内镜检查等。

一、根据大便的形状、颜色和气味判断

肠道健康是身体健康的基础，肠道情况如何难以直接看见，但可以通过排出的大便来了解肠道内的环境。大便是“来自肠内的书信”，仔细观察大便中所包含的信息，根据大便的形状、颜色和气味，就可以了解肠内的情况，了解自己的身体健康状况。

1. 从大便形状来判断健康

（1）香蕉状：如果每天排出这样的大便，说明您的肠道是健康的。

（2）块状：说明大便中水分含量很少，排便吃力。经常出现这种排便情况一般提示肠内出现病变，如各种炎症，有时甚至是癌症。

（3）泥状：表示肠内已经积满了宿便，肠道运动受到了极大的阻碍，长期如此有可能出现营养不良，进而导致多种疾病的发生。

（4）水状：肠道吸收几乎停滞，食物和水被原封不动地排泄出来，可见于急性感染性肠炎。

（5）半链状：大便中水分多，说明肠道不能充分吸收水分，对营养物质也不能很好地吸收。

2. 从大便颜色来判断健康

（1）香蕉样黄褐色：属于正常情况，是机体胆汁中的胆红素在胃肠道的下段被氧气氧化成为黄褐色的粪胆素所致。

（2）绿色：可能是由进食过多的绿叶蔬菜、绿色食品导致的，也可能是由肠道菌群失衡、饮食不当、消化不良、肠黏膜的急性和慢性炎症等导致。如果绿色大便还伴有腥臭味或者不成形，则可能是由肠

炎导致的。

（3）红色：如果大便呈现红色，并且伴有血丝，可能是由痔疮、肛裂或肠道内出血导致的。

（4）灰白色：可能是肝脏出现了问题，通常是胆管梗阻所致，可能由胰腺恶变、胆总管结石等疾病引起。

3. 从大便气味来判断健康

（1）正常气味：大便具有轻微的臭味。通常表示肠道健康，消化功能正常。

（2）异常臭味：大便气味异常强烈，如刺鼻酸味、腥味、腐臭味或奇臭味。可能表示肠道内环境失衡，如发酵性消化不良、消化道出血、肠道感染等。

二、肠道菌群紊乱检测

肠道菌群紊乱的检测方法通常包括粪便样本分析、血常规检查、呼气测试等。

1. 粪便样本分析　是检测肠道菌群的常用方法，通过收集患者的粪便样本，并进行菌群DNA提取和测序分析，可以帮助评估肠道菌群的多样性和平衡度，检测是否存在菌群紊乱。

2. 血常规检查　检测血液中的白细胞计数、C反应蛋白或其他炎症标志物，有助于判断肠道菌群紊乱的病因。

3. 呼气测试　可以通过呼气测试，间接评估肠道菌群的紊乱程度。

第八节　改善肠道菌群失衡的生活方式处方

可参阅第六章相关内容，下面是补充内容。

一、饮食处方

1. 增加膳食纤维的摄入 膳食纤维是肠道菌群的重要食物来源，可以促进有益菌的生长，如全谷物（燕麦、糙米）、豆类（黄豆、黑豆）、蔬菜（芹菜、菠菜、西蓝花）和水果（苹果、梨、香蕉）等。

2. 多样化饮食 提供多样的营养和纤维素，促进不同种类的肠道菌群生长。

3. 减少高糖、高脂肪和加工食品的摄入

4. 避免过度摄入刺激性食物 如辛辣、生冷、油腻食物，以及乙醇和咖啡因等，这些食物可能刺激肠道，影响菌群的平衡。

5. 摄入富含益生菌和益生元的食物

（1）富含益生菌的食物：如酸奶、泡菜、味噌等发酵食品。

（2）富含益生元的食物：如洋葱、大蒜、芦笋、菊苣等，这些食物中的成分（如低聚果糖等）可以促进肠道内有益菌的生长。

6. 充足的水分摄入 特别是在饮食中增加膳食纤维时，更应保证充足的水分摄入。

7. 避免食用过期或受污染的食物 注意食品的储存和烹饪卫生，以减少有害菌的摄入。

8. 特定食物推荐 小米粥易于消化且富含营养，有助于肠道的恢复和菌群的平衡。酸奶富含益生菌和蛋白质，对肠道健康有益。

9. 多吃富含维生素C和维生素E的食物 如西红柿、苹果、葡萄等，这些食物有助于增强免疫力，促进肠道健康。

二、运动处方

运动与肠道菌群密切相关。适当的运动能够增加肠道微生物的多样性及有益菌数量和代谢活性，从而对健康产生积极影响，但长时间的过度运动则会对肠道功能产生不利影响。

反过来，肠道微生物群也会通过影响代谢途径而影响运动时的能量供应和运动表现。

相较于久坐人群，保持积极身体活动的人群拥有更丰富的有益菌。

不同的运动方案（强度、频率、持续时间）对肠道微生物群的影响不同。中等强度的有氧运动（如跑步、游泳）能够提高肠道微生物的多样性；长期坚持运动对于维持肠道微生物的多样性也具有积极作用。此外，运动对于肠道微生物的影响可能与运动方式无关，更多受持续时间与运动强度的影响。

运动可以通过调节肠道菌群间接影响机体的免疫力。研究表明，适当的运动能够提高抗炎细胞的活性，减轻炎症反应，从而增强机体对疾病的抵抗力。相反，高强度运动引起的肠黏膜热损伤可导致肠道屏障破坏，继而引发炎症反应。

除了对身体健康的积极影响外，运动还有助于改善心理健康，如缓解压力、改善情绪、减轻焦虑和抑郁等心理问题，这可能也与肠道菌群有关。

值得注意的是，不同人对于同一运动方式的反应可能会有所不同，这与个体基因、生活方式、饮食习惯等多方面因素有关，科学家们正在努力寻找个性化精准运动方案，以最大限度地提高运动对个体肠道菌群的调节作用。

三、其他生活方式处方

心理压力引起的负面情绪可能导致肠道菌群失衡。当我们处于压力、焦虑或抑郁状态时，身体会产生应激反应，使激素分泌增加，进而影响肠道微生物的平衡。

负面情绪可能影响肠道黏膜屏障的功能。在负面情绪的影响下，肠道黏膜的屏障功能可能减弱，导致肠道内的有害物质进入血液，引发全身性的炎症反应，进而增加患病的风险。

负面情绪还可能影响肠道蠕动和消化功能。当我们感到紧张或焦虑时，身体可能会停止或减缓肠道蠕动，导致便秘等问题。同时，负面情绪还可能影响身体对食物的消化和吸收，进一步影响身体健康。

饮酒会导致肠漏、脂肪肝。30%的酗酒者会患肝病。肠漏是酒精性肝病发生的主要原因。

为了维护肠道健康，我们要在日常生活中注重心理健康，并采取措施来缓解压力和焦虑。我们可以尝试进行冥想、深呼吸、运动等放松训练，或者与亲友交流来缓解负面情绪。

四、补充益生菌和益生元

1. 益生菌 是一类对人体有益的活性微生物，它们主要定居在人体的肠道和生殖系统中，可以帮助维护肠道微生态平衡，调节肠道健康，对人体产生多种有益的影响。这些微生物主要包括乳杆菌类和双歧杆菌类等。

（1）益生菌的功效

1）调节肠道菌群：益生菌通过抑制有害菌的生长，增加有益菌的数量，调节肠道内环境，从而维持肠道菌群的平衡，促进肠道健康。

2）增强免疫力：益生菌能够刺激免疫细胞的增殖和分化，增强机体免疫力，有助于预防和缓解感染性疾病。

3）促进消化吸收：益生菌有助于改善肠道的消化吸收功能，促进营养物质的吸收和利用，从而增强体质。

4）缓解便秘与腹泻：益生菌可以调节肠黏膜的吸收功能，改善便秘和腹泻等症状，缩短病程。

5）改善过敏症状：益生菌可以通过调节免疫系统非特异性反应的敏感性来减轻过敏症状的程度。

6）降低血脂与血糖：一些研究表明，长期服用益生菌可以降低血脂和血糖水平，对预防和治疗心血管疾病、糖尿病等慢性病有一定的辅助作用。

7）抗癌作用：近期的研究表明，某些益生菌如罗伊氏乳杆菌和双歧杆菌等具有抗癌作用。它们可以通过分泌特定的代谢物来激活免疫细胞，增强抗癌能力，从而抑制肿瘤的生长。

（2）补充益生菌的两种方式

1）吃富含益生菌的食品：选择含有活性益生菌的酸奶，尤其是标签上注明含有如乳酸菌等益生菌的酸奶。另外，适量食用泡菜、酸菜等有助于补充益生菌。

2）补充益生菌营养素（膳食补充剂）：市场上有许多益生菌补充剂，选择时应查看产品标签，选择信誉良好的品牌，确保它含有多种益生菌菌株，并且活菌数量足够。遵循产品说明和推荐剂量，不要过量服用。增加膳食纤维的摄入，膳食纤维可以作为益生菌的食物，帮助其生长和繁殖。一些益生菌补充剂需要冷藏以保持菌种的活性，因此请按照产品说明储存。益生菌的效果通常需要持续补充一段时间后才能显现。

（3）注意事项

1）益生菌对保质期、保存条件的要求比较高，一般需要在低温条件下保存。

2）服用益生菌时要注意方式方法，如早上空腹服用，并控制送服时的水温在37℃以下。

3）益生菌不能与抗生素同时服用，因为抗生素会杀死益生菌，或削弱其作用。

2. 益生元　也被称为益生菌的“食物”，它能够选择性地促进体内有益菌的代谢和增殖，而不刺激有潜在致病性或腐败活性的有害细菌。益生元不是生物体，而是碳水化合物，不存在存活率的问题。常用的益生元有低聚糖类如低聚果糖、低聚半乳糖等，以及微藻类如螺旋藻等（图13-3）。

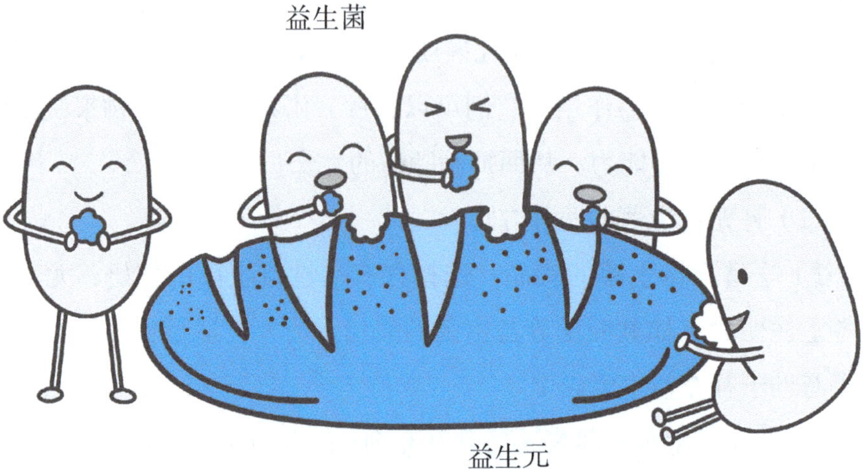

图13-3 益生元是益生菌的“食物”

益生元的功效如下。

（1）促进消化：益生元帮助益生菌调节肠道菌群，促进肠胃消化，对于长期有消化不良或肠胃不适的人群有益。

（2）改善便秘：益生元中含有大量的膳食纤维，可以促进肠道蠕动，缓解便秘症状。

（3）辅助减肥：益生元在促进胃肠道蠕动的同时，可以加快人体新陈代谢，加速体内脂肪消耗和排出，从而达到辅助减肥的效果。

（4）维持肠道菌群平衡：益生元能够刺激有益菌的生长，抑制有害菌的繁殖，维持肠道菌群的平衡，进而改善肠道功能。

（5）增强免疫力：益生元可以调节免疫系统，增强免疫力，预防肠道感染和其他疾病。

（6）益生元还具有降血脂、降血糖、预防肠癌、改善肝脏功能等多种作用。

实践案例

健康生活方式解除便秘困扰

张女士，62岁，退休教师，长期受便秘困扰。她经常食用高脂、高糖、低纤维的食物，且缺乏运动。便秘表现为大便干燥、排便困难，常常需要依赖泻药来排便，导致肠道功能进一步下降。

健康生活方式医学中心的医生为张女士制订以下干预措施。

1.饮食调整

（1）增加膳食纤维的摄入：每天食用一份绿叶蔬菜、一个苹果、一份燕麦粥等。

（2）充足的水分摄入：以保持肠道湿润，有助于大便软化。

（3）减少高脂、高糖食物：逐渐减少了快餐、甜点等高脂、高糖食物的摄入，以改善肠道环境。

2.规律运动　每周进行3次中等强度的有氧运动，如快走、慢跑或游泳，每次持续30分钟。平时尽量多走路、少坐车。

3.定时排便　养成定时排便的习惯，即使没有便意也尝试在每天固定的时间上厕所，以帮助建立正常的排便反射。

4.心理调整　针对因长期便秘产生的焦虑情绪，进行心理疏导，鼓励她保持积极乐观的心态，避免过度关注便秘问题。

5.适量服用益生菌和益生元

效果：经过两个月的生活方式调整，张女士大便变得柔软且易排出。同时，她的体重也有所下降，精神状态更加饱满。此后，她一直保持这种良好的生活习惯，便秘再也没有发生。

【第十四章】

迈进健康生活方式医学的“新家园”

健康生活方式可以让人类生命树结出丰硕的智慧之果，它让每一个相信它、追随它的人都能享受到丰收的快乐，获得身心的健康，在生活方式医学的“新家园”里，处处是健康自信、欢声笑语、花香四溢、硕果累累。

现在就让我们一起走进健康生活方式医学中心，领略一下其真容，体验一下生活方式训练营的益处！

第一节　走进健康生活方式医学中心

健康生活方式医学中心是一个专注于通过调整和改善个体生活方式来预防、治疗及逆转慢性病的医疗机构。

随着人们对健康生活方式理念的认知不断提高，国际上相继成立健康生活方式医学中心，以推动这一领域的发展。在我国，多家医院和机构也开始设立健康生活方式医学中心，为公众提供更加全面、个性化的健康管理服务。

健康生活方式医学中心可提供的主要服务如下。

（1）健康检测：体格检查，包括身高、体重、血压、脉搏、腰围、臀围等基本指标的测量。实验室检查，包括通过血液、尿液等样本的检测，获取个体的生理指标数据，如血糖、血脂、肝功能、肾功能等。影像学检查，如X线、CT、MRI等。功能性检查，如心电图、肺功能测试等。

（2）健康评估：首先会对个体进行全面的健康评估，包括身体状况、生活习惯、心理状态等多个方面，以了解个体的健康状况和需求。

（3）个体化干预方案：根据健康评估结果，制订个体化的生活方式干预方案，包括饮食营养调整、运动计划、压力管理、睡眠改善等多个方面，旨在帮助个体改善不良生活方式，预防和治疗慢性病。

（4）健康教育与指导：提供健康教育和指导服务，帮助个体了解健康生活方式的重要性和具体实践方法，培养积极的健康意识和行为习惯。

（5）慢性病管理：针对已经患有慢性病的个体，提供全面的慢性病管理服务，包括疾病监测、治疗指导、康复计划等，旨在帮助个体控制病情，提高生活质量。

随着人们对健康需求的不断增加和医学技术的不断进步，健康生活方式医学中心的发展前景广阔。未来有望进一步向社区推广，构建起“医院-社区-家庭/个人”一体化、智能化的健康管理系统。同时，随着人工智能、大数据等技术的应用，健康生活方式医学中心的服务将更加精准、高效和便捷。

实践案例

健康生活方式改善高血脂

李阿姨，65岁，平时生活习惯不规律，饮食偏好大鱼大肉，且缺乏运动。最近，她频繁感到头晕，有时差点晕倒。检查后，发现甘油三酯水平高达5.7mmol/L，远超正常值（正常值一般小于1.7mmol/L），被诊断为高脂血症。

健康生活方式医学中心的医生运用“115健康平衡方法”为李阿姨进行了生活方式调整。

1. 调整饮食营养结构　减少高脂肪、高胆固醇食物的摄入，如红烧肉、烧鸡、动物内脏等。增加新鲜蔬菜、水果和全谷物的比例，每餐保持七八分饱，坚持低盐、少油、少糖的饮食原则。

2. 增加运动量　每天饭后外出散步半小时，等食物消化后还会进行慢跑或快走等有氧运动。在家时，她主动做家务，如拖地、洗碗等，尽量让自己多动起来。

3. 保持良好的生活习惯　保证充足的睡眠时间，避免熬夜。

另外，还需保持乐观情绪。

经过几个月的坚持和努力，李阿姨再次复查血脂。结果显示，甘油三酯已经降到了1.6mmol/L，恢复到了正常范围。

这个案例充分展示了生活方式调整在改善血脂异常方面的重要作用，不仅提高了李阿姨的生活质量，还降低了她患心脑血管疾病等慢性病的风险。

第二节　参加健康生活方式训练营

健康生活方式训练营是在健康生活方式医学中心进行的、一种旨在通过集中训练和指导，帮助参与者建立并维持健康生活习惯的活动。训练营结合了营养学、运动科学、心理学和临床医学等多个领域的知识，为参与者提供全方位的健康改善方案。

1. 训练营的目标

（1）提升健康意识：通过教育和引导，让参与者认识到健康生活方式的重要性。

（2）培养健康习惯：通过实际操作和练习，帮助参与者逐步建立起科学、合理的饮食和运动习惯。

（3）改善身心健康：通过训练营的干预，改善参与者的身体状况，提高心理健康水平，减少慢性病的风险。

2. 训练营的内容

（1）健康饮食营养指导：提供个性化的饮食建议，根据参与者的身体状况和营养需求制订饮食计划。教授如何选择健康食材和营养素，如何搭配餐食以达到营养均衡。强调减少加工食品和高糖、高盐、高脂肪食品的摄入。

（2）运动训练：设计适合不同体质和年龄段的运动方案，包括有氧运动、力量训练、柔韧性训练等。教授正确的运动姿势和呼吸方法，确保运动效果并避免运动损伤。鼓励参与者建立定期运动的习惯，提高身体素质和心肺功能。

（3）心理健康支持：提供心理健康讲座和咨询服务，帮助参与者应对压力、焦虑等负面情绪。教授放松技巧，如冥想、深呼吸等，帮助参与者缓解身心疲劳。鼓励参与者培养积极的心态，提高生活满意度和幸福感。

（4）睡眠、烟酒和社交等生活方式习惯改善：指导参与者如何改善睡眠质量，建立规律的作息时间。强调戒烟限酒的重要性，并提供戒烟限酒的方法和技巧。

3. 训练营的形式

（1）线下集中训练：在指定地点进行集中授课和训练，便于面对面交流和指导。

（2）线上互动学习：利用互联网平台进行远程授课和互动交流，方便参与者灵活安排时间。

（3）小组互助模式：将参与者分成小组进行学习和训练，通过团队合作和相互支持提高效果。

4. 训练营的效果评估

（1）健康指标监测：在训练营开始前和结束后对参与者的体重、血压、血糖等健康指标进行监测，以评估训练营的效果。

（2）问卷调查：通过问卷调查了解参与者对训练营的满意度和改进建议。

（3）跟踪随访：在训练营结束后一段时间内对参与者进行跟踪随访，了解其健康状况和生活习惯的变化情况。

实践案例

健康生活方式医学中心训练营活动案例

1. 活动内容

（1）入营检测与评估：在训练营开始前，对所有参与者会进行全面的身体检测与评估，包括身体成分分析、饮食习惯调查，血压血糖血脂等指标测量，心肺耐力、平衡性、肌力等测试。这些检测与评估结果将用于制订个性化的运动、饮食、心理、睡眠等方案。

（2）个性化干预：根据评估结果，训练营会为每位参与者制订个性化的运动和饮食计划。运动计划包括有氧运动、力量训练、柔韧性训练等，旨在提高身体素质和心肺功能；饮食营养计划则注重营养均衡，减少高脂肪、高糖分食物的摄入，增加膳食纤维和优质蛋白质的比例等。另外，还要调节心理压力，戒烟限酒等。

（3）定期监测与反馈：在训练营期间，参与者会定期接受身体指标的监测，如体重、血压、血糖等。这些监测结果将用于评估训练效果，并根据需要进行方案的调整。同时，训练营还会定期举办讲座和知识互动，帮助参与者更好地理解和执行健康生活方式。

（4）训练和指导：集中训练结束后，参与者可通过直播、视频等方式获得指导和建议。另外，他们还可以随时与健康管理师或医生进行沟通，获取个性化的健康咨询。

2. 实施效果　6个月后的康复数据跟踪结果显示，训练营成员在平均体脂率、血压、血糖、减药率、停药率等方面恢复正常或有显著改善。

【第十五章】

健康生活方式医学的“沃土”：政策

积习难改，本性难移，全民生活方式习惯的改变并非一朝一夕之功，这离不开政策的支持、机构的推动、医学工作者的传播和全民的践行。令人欣喜的是，近年来，我国及世界各国政府都在生活方式医学方面制定了多项政策，这些政策就像健康肥沃的“土壤”一样，为生活方式的“树根”输送健康的养分，滋润着人类的生命树茁壮成长、开花结果。

第一节　全民健康生活方式行动

“全民健康生活方式行动”是为落实《卫生事业发展“十一五”规划纲要》提出的“加强全民健康教育，积极倡导健康生活方式”有关精神，提高全民健康意识和健康生活方式行为能力，有效控制代谢类疾病的危害及其危险因素水平而于2007年发起的。其主要内容和行动如下。

1. 健康支持性环境建设　包括健康社区、健康单位、健康学校、健康食堂、健康餐厅、健康小屋、健康步道等多种类型，为居民提供便捷的健康服务和支持。

2.“三减三健”专项行动　减盐、减油、减糖，健康口腔、健康体重、健康骨骼。这是全民健康生活方式行动的核心内容之一，旨在通过减少不健康因素的摄入和增加健康行为的实践，预防和控制慢性病。

3. 健康教育与宣传　通过传统媒体和新媒体平台广泛传播健康生活方式知识，提高公众健康素养。

4. 健康生活方式指导员培训　培训并招募健康生活方式指导员，深入社区、学校、单位等场所开展健康知识宣传和技能传授。

5. 大型专题活动　组织各级联动的大型专题宣传活动，如全民营养周、全民健康生活方式月等，提高公众参与度。

"全民健康生活方式行动"自启动以来，取得了显著的成效。通过广泛传播健康生活方式知识，推广健康支持性工具和技术措施，开展各种全民参与活动，有效提升了公众的健康素养和自我管理能力。同时，该行动还促进了慢性病防控工作的深入开展，为构建健康中国作出了积极贡献。

第二节 健康中国行动

《健康中国行动（2019—2030年）》是一项全面、系统的国家战略，旨在通过一系列专项行动和政策措施，促进全民健康水平的提高和健康中国的建设。随着我国工业化、城镇化、人口老龄化进程的加快，以及生态环境和生活行为方式的变化，慢性非传染性疾病已成为居民的主要死亡原因和疾病负担。其主要任务与行动如下。

1. 健康知识普及行动 提高全民健康素养水平，普及预防疾病、紧急救援、合理用药等知识和技能。

2. 合理膳食行动 针对不同人群，提出膳食指导建议，减少不健康饮食行为。

3. 全民健身行动 倡导科学运动，提高全民身体素质，减少因缺乏身体活动导致的慢性病风险。

4. 控烟行动 针对烟草危害，提出个人、家庭、社会和政府应采取的主要举措。

5. 心理健康促进行动 关注心理健康问题，提供心理支持和干预服务。

6. 健康环境促进行动 改善空气、水、土壤等自然环境，减少环境污染对健康的影响。

7. 妇幼健康促进行动 加强妇幼健康服务，提高出生人口素质和妇女健康水平。

8. 中小学健康促进行动　关注学生健康，减少肥胖和视力不良等问题。

9. 职业健康保护行动　加强职业病防治，保障劳动者健康权益。

10. 老年健康促进行动　针对老年人健康需求，提供综合健康管理服务。

11. 心脑血管疾病防治行动　加强心脑血管疾病监测和干预，降低发病率和死亡率。

12. 癌症防治行动　推进癌症早筛早诊早治，提高癌症患者生存率。

13. 慢性呼吸系统疾病防治行动　关注慢性呼吸系统疾病患者，提供规范化治疗和管理服务。

14. 糖尿病防治行动　加强糖尿病预防和管理，减少并发症的发生。

15. 传染病及地方病防控行动　加强传染病和地方病防控，保障公共卫生安全。

第三节　高血压等慢性病营养和运动指导原则

《高血压等慢性病营养和运动指导原则（2024年版）》由国家卫生健康委办公厅于2024年6月正式发布，旨在进一步强化慢性病防控关口前移，倡导文明健康生活方式，提高慢性病患者维护和促进自身健康的能力。其主要内容如下。

1. 营养指导原则　针对不同类型的慢性病，提出合理的膳食结构和营养素摄入量建议。强调增加摄入全谷物、蔬菜、水果等富含膳食纤维和维生素的食物，减少盐、糖、油脂等不健康食物的摄入。

2. 运动指导原则　推荐适合慢性病患者的运动方式和强度，如散步、慢跑、游泳、太极拳等。强调规律运动的重要性，以及运动前、中、后的注意事项和安全措施。

3. 常见食物交换份表 提供常见食物的热量和营养素含量信息，帮助患者合理搭配膳食。通过食物交换份表，患者可以在保证营养均衡的前提下，根据个人口味和喜好选择食物。

4. 运动训练禁忌 列出慢性病患者在进行运动训练时可能遇到的禁忌情况，如严重心血管疾病、关节损伤等。提醒患者在开始运动前咨询医生或专业人士的意见，确保运动安全有效。

该指导原则的制定和发布对于指导慢性病患者合理膳食和科学运动具有重要意义。通过合理膳食和科学运动，可以有效控制慢性病相关危险因素，减缓慢性病的发生和发展。同时，该指导原则也为相关医疗卫生机构开发相应的营养和运动处方提供了重要的临床指导。

第四节 国家心血管病中心健康生活方式医学中心

2020年9月，我国国家心血管病中心成立健康生活方式医学中心，推进健康中国战略部署，践行“以治病为中心”向“以健康为中心”的转变，搭建国家级健康生活方式医学学术支撑平台，打造健康教育和科普教育平台，以及生活方式干预技术培训体系。探索远程居家生活方式干预和健康管理模式体系，积极推广健康生活方式的普及。推进心血管疾病关口前移，在促进全民践行健康文明生活方式方面发挥示范和引领作用。其主要任务与功能如下。

1. 学术支撑平台 整合临床医学、康复医学、运动医学、心理与行为干预、医学营养、健康传播与健康管理、健康产业、预防与公共卫生等诸多领域的资源，形成跨学科的研究和服务平台。

2. 教育培训体系 开展生活方式医学教育培训，提升医护人员和相关从业人员在健康生活方式干预方面的能力和水平。

3. 科学研究 开展全球迄今规模最大的人群健康生活方式研究，

并发布研究成果，为健康生活方式的推广提供科学依据。

4. 健康服务　提供个性化的生活方式干预服务，包括开具科学的运动处方、营养处方、睡眠处方、压力管理等生活处方，以预防和治疗慢性病。

5. 技术推广　借助互联网+可穿戴技术，探索全生命周期的生活方式干预和健康管理模式，并将这些技术应用到实际生活中。

第五节　世界各国在生活方式医学方面的政策

一、美国

1. 纽约市公共医疗保健系统　该系统在其11家医院中的6家推出了生活方式医学计划，该计划以植物性饮食为基础，结合体力活动、减压、睡眠监测等多方面的干预，旨在帮助有前期糖尿病、心脏问题、高血压和肥胖等健康问题的患者降低疾病并发症的风险并改善整体健康。

2. 美国生活方式医学会　该学会致力于推动生活方式医学的发展，通过制定相关指南、开展培训项目等方式，提高医疗专业人员对生活方式干预在慢性病管理中重要性的认识。

3. 保险政策　一些美国保险公司开始将生活方式医学服务项目纳入保险覆盖范围，鼓励患者采取更健康的生活方式。

4. 美国疾病控制与预防中心（CDC）的国家糖尿病预防计划　该计划旨在将基于循证的生活方式改变项目带到社区，以预防2型糖尿病。该计划强调通过生活方式干预（如合理膳食、规律运动等）来降低患糖尿病的风险。

5. 科研与教育支持　美国南卡罗来纳大学格林维尔分校医学院等高校已经开展正规化的生活方式医学课程，培养专业人才。同时，美国生活方式医学会等协会也加强对生活方式医学的人才培养，制定相关培训体系和进行认证考试。

二、欧洲国家

欧洲各国普遍重视通过公共卫生政策来推广健康生活方式。例如，一些国家通过税收政策限制高糖、高脂肪食品的销售，鼓励居民摄入更健康的食物。

欧盟及其成员国还通过制定健康饮食指南、推广体育活动等方式，提高公众对健康生活方式的认知和实践。

三、其他国家

世界各国及健康保健有关专业组织依据世界卫生组织发布的《2013—2020年预防和控制非传染性疾病全球行动计划》等文件，制定了有关健康生活方式和健康体检的指南和建议。这些指南的内容包括适当的体力活动、合理的饮食结构、戒烟限酒、保持健康睡眠等方面。